原文原著·便携诵读·随查随记

中医四小经典

掌中宝

[金] 李东垣 [明] 李时珍
[清] 汪昂 [清] 陈修园 著

王巧萍 徐谦 刘莹 朱世哲 整理

广东科技出版社
全国优秀出版社
南方传媒
·广州·

图书在版编目（CIP）数据

中医四小经典掌中宝 /（金）李东垣等著；王巧萍等整理. —广州：广东科技出版社，2023.1（2025.1重印）

ISBN 978-7-5359-7877-6

Ⅰ.①中… Ⅱ.①李…②王… Ⅲ.①中医典籍—汇编 Ⅳ.①R2-52

中国版本图书馆CIP数据核字（2022）第093323号

中医四小经典掌中宝
ZHONGYI SI XIAO JINGDIAN ZHANGZHONGBAO

出 版 人：严奉强
项目统筹：曾永琳
责任编辑：郭芷莹
装帧设计：友间文化
责任校对：曾乐慧　李云柯
责任印制：彭海波
出版发行：广东科技出版社
　　　　　（广州市环市东路水荫路11号　邮政编码：510075）
销售热线：020-37607413
https://www.gdstp.com.cn
E-mail：gdkjbw@nfcb.com.cn
经　　销：广东新华发行集团股份有限公司
印　　刷：广州市东盛彩印有限公司
　　　　　（广州市增城区新塘镇上邸村第四社企岗厂房A1 邮政编码：510700）
规　　格：889 mm×1 194 mm　1/64　印张5.25　字数140千
版　　次：2023年1月第1版
　　　　　2025年1月第2次印刷
定　　价：28.00元

如发现因印装质量问题影响阅读，请与广东科技出版社印制室联系调换（电话：020-37607272）。

　　本项目为广东省普通高校创新团队项目"习近平总书记关于文化自信的重要论述与中医药文化发展研究团队"（2018WCXTD011）及广州市人文社科重点研究基地——广州中医药历史文化研究基地成果。

　　习近平总书记强调中医药学是中国古代科学的瑰宝，也是打开中华文明宝库的钥匙。中医药古籍是中医药学术传承的重要载体，也是培养优秀临床中医医生的重要源头。抗击新冠肺炎疫情临床筛选出的"三药三方"就是由古典医籍的经方化裁而来的。

　　熟读中医经典是成为名中医的必由之路，正所谓"读书百遍，其义自见"。姜春华老中医说："现在看来，趁年轻记忆好，读熟了（中医经典）后来大有用处，这也可说是学习中医最基本的基本功。"岳美中先生说："对《金匮要略》《伤寒论》，如果能做到不假思索，张口就来，到临床应用时，就成了源头活水。不但能触机即发，左右逢源，还会熟能生巧，别有会心。"

《名老中医之路》一书采访了97位名老中医，他们提及所读的中医书目共有320种，其中有41位名老中医还提出应背诵一些经典书目，包括《伤寒论》《金匮要略》《汤头歌诀》《黄帝内经·素问》《黄帝内经·灵枢》《药性赋》《濒湖脉学》《难经》《医学三字经》《神农本草经》等。

为了方便中医学习者随时随地阅读经典，我们整理出版了这套"中医经典掌中宝"丛书，丛书包括《伤寒论》《金匮要略》《汤头歌诀》《黄帝内经·素问》《黄帝内经·灵枢》《药性赋》《濒湖脉学》《难经》《医学三字经》《神农本草经》《温病条辨》《针灸甲乙经》等，希望能帮助学习者利用闲暇时光熟读成诵。

需要说明的是，本套丛书中有些药材（如穿山甲、熊胆）涉及国家重点保护野生动物，为了保证古籍的完整性、真实性，这类药材在文中均保留，仅供参考，请广大读者，尤其是专业的中医、中药从业人员，在使用药物时遵守野生动物保护的相关法律法规。

药　性　赋

［金］李东垣

　　《药性赋》作为韵语歌诀类的中药著作，以及医学教育的启蒙教材，流传极广，近代以来被推为"中医四小经典"之一。总赋包括寒、热、温、平四赋。

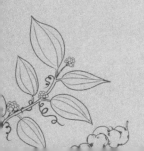

序

　　往尝向学，以未博医为欠事。一日，思取古人，既目医道类为小道，又谓人不可以不知医。噫嘻！医不可以不知医也，亦不必于尽知也，非尽知不可。顾吾所事者大，其余所谓医者，精神有分数，日月不长居也。君子于医，苟知其概，以知之者付之专之者，斯固不害为知也。此吾有取于《药性赋》也。虽然，吾为专于大者言也。苟有奇世之人，小大而无不知者，奚必尽守乎吾言。或曰，斯人也，吾见亦罕矣。此吾有取于《药性赋》也。

元山道人识

药性总赋

寒性

诸药赋性，此类最寒。

犀角解乎心热，羚羊清乎肺肝。泽泻利水通淋，而补阴不足，海藻散瘿破气，而治疝何难。闻之菊花能明目而清头风，射干疗咽闭而消痈毒。薏苡理脚气而除风湿，藕节消瘀血而止吐衄。瓜蒌子下气润肺喘兮，又且宽中；车前子止泻利小便兮，尤能明目。是以黄柏疮用，兜铃嗽医。地骨皮有退热除蒸之效，薄荷叶宜消风清肿之施。宽中下气，枳壳缓而枳实速也；疗肌解表，干葛先而柴胡次之。百部治肺热，咳嗽可止；栀子凉心肾，鼻衄最宜。玄参治热结毒痈，清利咽膈；升麻消风热肿毒，发散疮痍。尝闻腻粉抑肺而敛肛门，金箔镇心而安魂魄。茵陈主黄疸而利水，瞿麦治热淋之有血。朴硝通大肠，破血而止痰癖；石膏治头疼，解肌而消烦渴。前胡除内外之痰实；滑石利六腑之涩结。天门冬止嗽，补血涸而润肝心；麦门冬清心，解烦渴而除肺热。又闻治虚烦，除哕呕，须用竹茹；通秘结，导瘀血，必资大黄。宣黄连治冷热之痢，又厚肠胃而止泻；淫羊藿疗风寒之痹，且补阴虚而助阳。茅根止血与吐衄；石韦通淋于小肠。熟地黄补血，且疗虚损；生地黄宣血，更医眼疮。赤芍药破血而疗腹疼，烦热亦解；白芍药补虚而生新血，退热尤良。若乃消肿满，逐水于牵牛；除毒热、杀虫于贯众。金铃子治疝气而补精血，萱草根治五淋而消乳肿。侧柏叶治血出崩漏之疾，香附子理血气妇人之用。地肤子利膀胱，可洗皮肤之风；山豆根解热毒，能止咽喉之痛。白鲜皮去风、治筋弱，而疗足顽痹；旋覆花明目、治头风，而消痰嗽壅。又况荆芥穗清头目便血，疏风散疮之用；栝楼根疗黄疸毒痛，消渴解痰之忧。地榆疗崩漏，止血止痛；昆布破疝气，散瘿散瘤。疗伤寒，解虚烦，淡竹叶之功倍；除结气，破瘀血，牡丹皮之用同。知母止嗽而骨蒸退，牡蛎涩精而虚汗收。贝母清痰，止咳嗽而利心肺；桔梗下气，利胸膈而治咽喉。若夫黄芩治诸热，兼主五淋；槐花治肠风，亦医痔痢。常山理痰结而治温疟，葶苈泻肺喘而通水气。

此六十六种药性之寒，又当考《图经》以博其所治。观夫方书以参其所用焉，其庶几矣。

热性

药有温热，又当审详。

欲温中以荜茇，用发散以生姜。五味子止嗽痰，且滋肾水；腽肭脐疗劳瘵，更壮元阳。原夫川芎祛风湿，补血清头；续断治崩漏，益筋强脚。麻黄表汗以疗咳逆，韭子助阳而医白浊。川乌破积，有消痰治风痹之功；天雄散寒，为祛湿助精阳之药。观夫川椒达下；干姜暖中。胡芦巴治虚冷之疝气；生卷柏破癥瘕而血通。白术消痰壅，温胃兼止吐泻；菖蒲开心气，散冷更治耳聋。丁香快脾胃而止吐逆，良姜止心气痛之攻冲。肉苁蓉填精益肾，石硫黄暖胃驱虫。胡椒主去痰而除冷，秦椒主攻痛而治风。吴茱萸疗心腹之冷气，灵砂定心脏之怔忡。盖夫散肾冷，助脾胃须荜澄茄；疗心痛，破积聚，用蓬莪术。缩砂止吐泻安胎，化酒食之剂；附子疗虚寒翻胃，壮元阳之力。白豆蔻治冷泻，疗痛止疼于乳香；红豆蔻止吐酸，消血杀虫于干漆。岂不知鹿茸生精血，腰脊崩漏之均补；虎骨壮筋骨，寒湿毒风之并祛。檀香定霍乱，而心气之痛愈；鹿角秘精髓，而腰脊之疼除。消肿益血于米醋；下气散寒于紫苏。扁豆助脾，则酒有行药破结之用；麝香开窍，则葱为通中发汗之需。尝观五灵脂治崩漏，理血气之刺痛；麒麟竭止血出，疗金疮之伤折。糜茸壮阳以助肾；当归补虚而养血。乌贼骨止带下，且除崩漏目翳；鹿角胶住血崩，能补虚羸劳绝。白花蛇治瘫痪，除风痒之癣疹；乌梢蛇疗不仁，去疮疡之风热。《图经》云：乌药有治冷气之理，禹余粮乃疗崩漏之因。巴豆利痰水，能破寒积；独活疗诸风，不论久新。山茱萸治头晕遗精之药；白石英医咳嗽吐脓之人。厚朴温胃而去呕胀，消痰亦验；肉桂行血而疗心痛，止汗如神。是则鲫鱼有温胃之功；代赭乃镇肝之剂。沉香下气补肾，定霍乱之心疼；橘皮开胃去痰，导壅滞之逆气。

　　此六十种药性之热，又当博《本草》而取治焉。

温性

　　温药总括，医家素谙。

　　木香理乎气滞；半夏主于风痰。苍术治目盲，燥脾去湿宜用；萝卜去膨胀，下气制面尤堪。况夫钟乳粉补肺气，兼疗肺虚；青盐治腹疼，且滋肾水。山药而腰湿能医；阿胶而痢嗽皆止。赤石脂治精浊而止泻，兼补崩中；阳起石暖子宫以壮阳，更疗阴痿。诚以紫菀治嗽；防风祛风。苍耳子透脑止涕；威灵仙宣风通气。细辛去头风，止嗽而疗齿痛；艾叶治崩漏，安胎而医痢红。羌活明目祛风，除湿毒肿痛；白芷止崩治肿，疗痔漏疮痛。若乃红蓝花通经，治产后恶血之余；刘寄奴散血，疗烫火金疮之苦。减风湿之痛，则茵芋叶；疗折伤之证，则骨碎补。藿香叶辟恶气而定霍乱；草果仁温脾胃而止呕吐。巴戟天治阴疝白浊，补肾尤滋；玄胡索理气痛血凝，调经有助。尝闻款冬花润肺，祛痰嗽以定喘；肉豆蔻温中，止霍乱而助脾。扶芎走经络之痛，何首乌治疮疥之资。姜黄能下气，破恶血之积；防己宜消肿，去风湿之施。藁本除风，主妇人阴痛之用；仙茅益肾，扶元气虚弱之衰。乃若破故纸温肾，补精髓与劳伤；宣木瓜入肝，疗脚气并水肿。杏仁润肺燥，止嗽之剂；茴香治疝气，肾痛之用。诃子生精止渴，兼疗滑泄之疴；秦艽攻风逐水，又除肢节之痛。槟榔豁痰而逐水，杀寸白虫；杜仲益肾而添精，去腰膝重。当知紫石英疗惊悸崩中之疾；橘核仁治腰疼疝气之瘨。金樱子兮涩遗精；紫苏子兮下气诞。淡豆豉发伤寒之表；大小蓟除诸血之鲜。益智安神，治小便之频数；麻子仁润肺，利六腑之燥坚。抑又闻补虚弱，排疮脓，莫若黄芪；强腰脚，壮筋骨，无如狗脊。菟丝子补肾以明目，马蔺花治疝而有益。

此五十四种药性之温，更宜参《图经》而默识也。

平性

详论药性，平和惟在。

以硇砂而去积；用龙齿以安魂。青皮快膈除膨胀，且利脾胃；芡实益精治白浊，兼补真元。原夫木贼草去目翳，崩漏亦医；花蕊石治金疮，血行即却。决明和肝气，治眼之剂；天麻主头眩，祛风之药。甘草和诸药而解百毒，盖以性平；石斛平胃气而补肾虚，更医脚弱。观夫商陆治肿；覆盆益精。琥珀安神而破血；朱砂镇心而有灵。牛膝强足补精，兼疗腰痛；龙骨止汗住泄，更治血崩。甘松理风气而痛止；蒺藜疗风疮而目明。人参润肺宁心，开脾助胃；蒲黄止崩治衄，消瘀调经。岂不以南星醒脾，去惊风痰吐之忧；三棱破积，除血块气滞之证。没食主泄泻而神效；皂角治风痰而响应。桑螵蛸疗遗精之泄；鸭头血医水肿之盛。蛤蚧治劳嗽，牛蒡子疏风壅之痰；全蝎主风瘫，酸枣仁去怔忡之病。尝闻桑寄生益血安胎，且止腰痛；大腹子去膨下气，亦令胃和。小草、远志，俱有宁心之妙；木通、猪苓，尤为利水之多。莲肉有清心醒脾之用；没药乃治疮散血之科。郁李仁润肠宣水，去浮肿之疾；茯神宁心益智，除惊悸之疴。白茯苓补虚劳，多在心脾之有眚；赤茯苓破结血，独利水道以无毒。因知麦芽有助脾化食之功；小麦有止汗养心之力。白附子去面风之游走；大腹皮治水肿之泛溢。椿根白皮主泻血；桑根白皮主喘息。桃仁破瘀血，兼治腰痛；神曲健脾胃，而进饮食。五加皮坚筋骨以立行；柏子仁养心神而有益。抑又闻安息香辟恶，且止心腹之痛；冬瓜仁醒脾，实为饮食之资。僵蚕治诸风之喉闭；百合敛肺劳之嗽萎。赤小豆解热毒，疮肿宜用；枇杷叶下逆气，哕呕可医。连翘排疮脓与肿毒；石楠叶利筋骨与毛皮。谷芽养脾，阿魏除邪气而破积；紫河车补血，大枣和药性以开脾。然而鳖甲治劳疟，兼破癥瘕；龟甲坚筋骨，更疗崩疾。乌梅主便血疟痢之用；竹沥治中风声音之失。

　　此六十八种平和之药，更宜参《本草》而求其详悉也。

濒 湖 脉 学

[明] 李时珍

　　《濒湖脉学》是最为世人推崇的脉学著作之一。本书分为两部分：第一部分为二十七种脉，主体部分为七言诗，各脉均有体状诗，述脉象特征；相类诗，述相似脉象的鉴别要领；主病诗，述脉象所主病症；部分还有分部诗，论述脉象出现的寸、关、尺部位所主病症。第二部分为四言举要。

序

　　李时珍曰：宋有俗子，杜撰《脉诀》，鄙陋纰缪，医学习诵，以为权舆，逮臻颁白，脉理竟昧。戴同父常刊其误，先考月池翁著《四诊发明》八卷，皆精诣奥室，浅学未能窥造，珍因撮粹撷华僭撰此书，以便习读，为脉指南。世之医病两家，咸以脉为首务。不知脉乃四诊之末，谓之巧者尔。上士欲会其全，非备四诊不可。

　　　　　　　　明嘉靖甲子上元日，谨书于濒湖蕲所

七 言 诀

浮（阳）

浮脉，举之有余，按之不足（《脉经》）。如微风吹鸟背上毛，厌厌聂聂（轻泛貌），如循榆荚（《素问》），如水漂木（崔氏），如捻葱叶（黎氏）。

浮脉法天，有轻清在上之象，在卦为乾，在时为秋，在人为肺。又谓之毛。太过则中坚旁虚，如循鸡羽，病在外也；不及则气来毛微，病在中也。《脉诀》言"寻之如太过"，乃浮兼洪紧之象，非浮脉也。

体状诗

浮脉惟从肉上行，如循榆荚似毛轻。

三秋得令知无恙，久病逢之却可惊。

相类诗

浮如木在水中浮，浮大中空乃是芤。

拍拍而浮是洪脉，来时虽盛去悠悠。

浮脉轻平似捻葱，虚来迟大豁然空。

浮而柔细方为濡，散似杨花无定踪。

浮而有力为洪，浮而迟大为虚，虚甚为散，浮而无力为芤，浮而柔细为濡。

主病诗

浮脉为阳表病居，迟风数热紧寒拘。

浮而有力多风热，无力而浮是血虚。

分部诗

寸浮头痛眩生风，或有风痰聚在胸。

关上脾虚肝气旺，尺中溲便不流通。

浮脉主表，有力表实，无力表虚，浮迟中风，浮数风热，浮紧风寒，浮缓风湿，浮虚伤暑，浮芤失血，浮洪虚热，浮散劳极。

沉（阴）

沉脉，重手按至筋骨乃得（《脉经》）。如绵裹砂，内刚外柔；如石投水，必极其底。

沉脉法地，有渊泉在下之象，在卦为坎，在时为冬，在人为肾。又谓之石，亦曰营。太过则如弹石，按之益坚，病在外也；不及则气来虚微，去如数者，病在中也。《脉诀》言"缓度三关，状如烂绵"者，非也。沉有缓数及各部之沉，烂绵乃弱脉，非沉也。

体状诗

水行润下脉来沉，筋骨之间软滑匀。

女子寸兮男子尺，四时如此号为平。

相类诗

沉帮筋骨自调匀，伏则推筋着骨寻。

沉细如绵真弱脉，弦长实大是牢形。

沉行筋间，伏行骨上，牢大有力，弱细无力。

主病诗

沉潜水蓄阴经病，数热迟寒滑有痰。

无力而沉虚与气，沉而有力积并寒。

分部诗

寸沉痰郁水停胸，关主中寒痛不通。

尺部浊遗并泄痢，肾虚腰及下元痛。

沉脉主里，有力里实，无力里虚。沉则为气，又主水蓄，沉迟痛冷，沉数内热，沉滑痰食，沉涩气郁，沉弱寒热，沉缓寒湿，沉紧冷痛，沉牢冷积。

迟（阴）

迟脉，一息三至，去来极慢（《脉经》）。

迟为阳不胜阴，故脉来不及。《脉诀》言"重手乃得”，是有沉无浮。一息三至，甚为易见，而曰“隐隐”，曰“状且难”，是涩脉矣，其谬可知。

体状诗

迟来一息至惟三，阳不胜阴气血寒。

但把浮沉分表里，消极须益火之源。

相类诗

脉来三至号为迟，小快于迟作缓持。

迟细而难知是涩，浮而迟大以虚推。

三至为迟，有力为缓，无力为涩，有止为弦，迟甚为败，浮大而软为虚。黎氏曰：“迟，小而实；缓，大而慢。迟为阴盛阳衰，缓为卫盛营弱，宜别之。”

主病诗

迟司脏病或多痰，沉痼癥瘕仔细看。

有力而迟为冷痛，迟而无力定虚寒。

分部诗

寸迟必是上焦寒，关主中寒痛不堪。

尺是肾虚腰脚重，溲便不禁疝牵丸。

迟脉主脏，有力冷痛，无力虚寒。浮迟表寒，沉迟里寒。

数（阳）

数脉，一息六至（《脉经》）。脉流薄疾（《素问》）。

数为阴不胜阳，故脉来太过焉。浮、沉、迟、数，脉之纲领。《素问》《脉经》，皆为正脉。《脉诀》立七表、八里，而遗数脉，止谓于心脏，其妄甚矣。

体状诗

数脉息间常六至，阴微阳盛必狂烦。

浮沉表里分虚实，惟有儿童作吉看。

相类诗

数比平人多一至，紧来如数似弹绳。

数而时止名为促，数见关中动脉形。

数而弦急为紧，流利为滑，数而有止为促，数甚为疾，数见关中为动。

主病诗

数脉为阳热可知，只将心肾火来医。

实宜凉泻虚温补，肺病秋深却畏之。

分部诗

寸数咽喉口舌疮，吐红咳嗽肺生疡。

当关胃火并肝火，尺属滋阴降火汤。

数脉主腑，有力实火，无力虚火。浮数表热，沉数里热，气口数实肺痈，数虚肺痿。

滑（阳中阴）

滑脉，往来前却，流利展转，替替然如珠之应指（《脉经》）。辘辘如欲脱。

滑为阴气有余，故脉来流利如水。脉者，血之府也。血盛则脉滑，故肾脉宜之；气盛则脉涩，故肺脉宜之。《脉诀》云："按之即伏，三关如珠，不进不退。"是不分浮滑、沉滑、尺寸之滑也，今正之。

体状相类诗

滑脉如珠替替然，往来流利却还前。

莫将滑数为同类，数脉惟看至数间。

滑则如珠，数则六至。

主病诗

滑脉为阳元气衰，痰生百病食生灾。

上为吐逆下蓄血，女脉调时定有胎。

分部诗

寸滑膈痰生呕吐，吞酸舌强或咳嗽。

当关宿食肝脾热，渴痢癫淋看尺部。

滑主痰饮，浮滑风痰，沉滑食痰，滑数痰火，滑短宿食。《脉诀》言"关滑胃寒，尺滑脐似水"，与《脉经》言"关滑胃热，尺滑血蓄，妇人经病"之旨相反，其谬如此。

涩（阴）

涩脉，细而迟，往来难，短且散，或一止复来（《脉经》）。参伍不调（《素问》），如轻刀刮竹（《脉诀》），如雨沾沙（《通真子》），如病蚕食叶。

涩为阳气有余，气盛则血少，故脉来寒滞，而肺宜之。《脉诀》言："指下寻之似有，举之全无。"与《脉经》所云绝不相干。

体状诗

细迟短涩往来难，散止依稀应指间。

如雨沾沙容易散，病蚕食叶慢而艰。

相类诗

参伍不调名曰涩，轻刀刮竹短而难。

微似秒芒微软甚，浮沉不别有无间。

细迟短散，时一止，曰涩；极细而软，重按若绝，曰微；浮而柔细，曰濡；沉而柔细，曰弱。

主病诗

涩缘血少或伤精，反胃亡阳汗雨淋。

寒湿入营为血痹，女人非孕即无经。

分部诗

寸涩心虚痛对胸，胃虚胁胀察关中。

尺为精血俱伤候，肠结溲淋或下红。

涩主血少精伤之病，女人有孕为胎病，无孕为败血。

杜光庭云："涩脉独见尺中，形散同代为死脉。"

虚（阴）

虚脉，迟大而软，按之无力，隐指豁豁然空（《脉经》）。

崔紫虚云："形大力薄，其虚可知。"《脉诀》言"寻之不足，举之有余"，上言浮脉，不见虚状。杨仁斋言"状似柳絮，散漫而迟"，滑氏言"散大而软"，皆是散脉，非虚也。

体状相类诗

举之迟大按之松，脉状无涯类谷空。

莫把芤虚为一例，芤来浮大似慈葱。

虚脉浮大而迟，按之无力。芤脉浮大，按之中空。芤为脱血，虚为血虚。浮散二脉见浮脉。

主病诗

脉虚身热为伤暑，自汗怔忡惊悸多。

发热阴虚须早治，养营益气莫蹉跎。

分部诗

血不荣心寸口虚，关中腹胀食难舒。

骨蒸痿痹伤精血，却在神门两部居。

《经》曰"血虚脉虚"，曰"气来虚微为不及，病在内"，曰"久病脉虚者死"。

实（阳）

实脉，浮沉皆得，脉大而长，微弦，应指幅幅然（《脉经》）。

幅幅，坚实貌。《脉诀》言"如绳，应指来"，乃紧脉，非实脉也。

体状诗

浮沉皆得大而长，应指无虚幅幅强。

热蕴三焦成壮火，通肠发汗始安康。

相类诗

实脉浮沉有力强，紧如弹索转无常。

须知牢脉帮筋骨，实大微弦更带长。

浮沉有力为实；弦急弹指为紧；沉而实大，微弦而长为牢。

主病诗

实脉为阳火郁成，发狂谵语吐频频。

或如阳毒或伤食，大便不通或气疼。

分部诗

寸实应知面热风，咽疼舌强气填胸。

当关脾热中宫满，尺实腰肠痛不通。

《经》曰"血实脉实"，曰"脉实者，水谷为病"，曰"气来实强，是谓太过"。《脉诀》言"尺实小便不禁"，与《脉经》"尺实小腹痛、小便难"之说何反？洁古不知其谬，诀为虚寒，药用姜附，愈误矣。

长（阳）

长脉，不大不小，迢迢自若（朱氏）。如循长竿末梢，为平；如引绳，如循长竿，为病（《素问》）。

长有三部之长、一部之长，在时为春，在人为肝。心脉长，神强气壮；肾脉长，蒂固根深。《经》曰"长则气治"，皆言平脉也。

体状相类诗

过于本位脉名长，弦则非然但满张。

弦脉与长争较远？良工尺度自能量。

实、牢、弦、紧，皆兼长脉。

主病诗

长脉迢迢大小匀，反常为病似牵绳。

若非阳毒癫痫病，即是阳明热势深。

长主有余之病。

短（阴）

短脉，不及本位（《脉诀》），应指而回，不能满部（《脉经》）。

戴同父云："短脉只见尺寸，若关中见短，上不通寸，下不通尺，是阴阳绝脉，必死矣。故关不诊短。"黎居士云："长短未有定体，诸脉举按之，附过于本位者为长，不及本位者为短。长脉属肝宜于春，短脉属肺宜于秋。但诊肝肺，长短自见。"短脉两头无、中间有，不及本位，乃气不足以前导其血也。

体状相类诗

两头缩缩名为短，涩短迟迟细且难。

短涩而浮秋喜见，三春为贼有邪干。

涩、微、动、结，皆兼短脉。

主病诗

短脉惟于尺寸寻，短而滑数酒伤神。

浮为血涩沉为痞，寸主头疼尺腹疼。

《经》曰："短则气病。"短主不及之病。

洪（阳）

洪脉，指下极大（《脉经》），来盛去衰（《素问》），来大去长（《通真子》）。

洪脉在卦为离，在时为夏，在人为心。《素问》谓之大，亦曰钩。滑氏曰："来盛去衰，如钩之曲，上而复下。应血脉来去之象，象万物敷布下垂之状。"詹炎举言"如环珠者"，非。《脉诀》云"季夏宜之，秋季、冬季发汗通肠，俱非洪脉所宜"。盖谬也。

体状诗

脉来洪盛去还衰，满指滔滔应夏时。

若在春秋冬月份，升阳散火莫狐疑。

相类诗

洪脉来时拍拍然，去衰来盛似波澜。

欲知实脉参差处，举按弦长愊愊坚。

洪而有力为实，实而无力为洪。

主病诗

脉洪阳盛血应虚，相火炎炎热病居。

胀满胃翻须早治，阴虚泄痢可踌躇。

分部诗

寸洪心火上焦炎，肺脉洪时金不堪。

肝火胃虚关内察，肾虚阴火尺中看。

洪主阳盛阴虚之病，泄痢、失血、久嗽者忌之。《经》曰"形瘦脉大多气者死"，曰"脉大则病进"。

微（阴）

微脉，极细而软，按之如欲绝，若有若无（《脉经》），细而稍长。

《素问》谓之"小"。"气血微则脉微。"

体状相类诗

微脉轻微瀊瀊乎，按之欲绝有如无。

微为阳弱细阴弱，细比于微略较粗。

轻诊即见，重按如欲绝者，微也。往来如线而常有者，细也。仲景曰："脉瞥瞥如羹上肥者，阳气微；萦萦如蚕丝细者，阴气衰。长病得之死，卒病得之生。"

主病诗

气血微兮脉亦微，恶寒发热汗淋漓。

男为劳极诸虚候，女作崩中带下医。

分部诗

寸微气促或心惊，关脉微时胀满形。

尺部见之精血弱，恶寒消瘅痛呻吟。

微主久虚血弱之病，阳微恶寒，阴微发热。《脉诀》云："岁中日久为白带，漏下多时骨亦枯。"

紧（阳）

紧脉，来往有力，左右弹人手（《素问》）。如转索无常（仲景）。数如切绳（《脉经》）。如纫箄线（丹溪）。

紧乃热为寒束之脉，故急数如此，要有神气。《素问》谓之"急"。《脉诀》言："寥寥入尺来。"崔氏言："如线，皆非紧状。或以浮紧为弦，沉紧为牢，亦近似耳。"

体状诗

举如转索切如绳，脉象因之得紧名。

总是寒邪来作寇，内为腹痛外身疼。

相类诗

见弦、实脉。

主病诗

紧主诸痛主于寒，喘咳风痫吐冷痰。

浮紧表寒须发越，紧沉温散自然安。

分部诗

寸紧人迎气口分，当关心腹痛沉沉。

尺中有紧为阴冷，定是奔豚与疝疼。

诸紧为寒为痛。人迎紧盛，伤于寒；气口紧盛，伤于食。尺紧，痛居其腹，况乃疾在其腹。中恶浮紧、咳嗽沉紧，皆主死。

缓（阴）

缓脉，去来小快于迟（《脉经》）。一息四至（戴氏）。如丝在经，不卷其轴，应指和缓，往来甚匀（张太素）。如初春杨柳舞风之象（杨玄操）。如微风轻飐柳梢（滑伯仁）。

缓脉在卦为坤，在时为四季，在人为脾。阳寸阴尺，上下同等，浮大而软，无有偏胜者，平脉也。若非其时，即为有病。缓而和匀，不浮不沉，不疾不徐，不微不弱者，即为胃气，故杜光庭云："欲知死期何以取？古贤推定五般土。阳土须知不遇阴，阴土遇阴当细数。"详《玉函经》。

体状诗

缓脉阿阿四至通，柳梢袅袅飏轻风。
欲从脉里求神气，只在从容和缓中。

相类诗

见迟脉。

主病诗

缓脉营衰卫有余，或风或湿或脾虚。
上为项强下痿痹，分别浮沉大小区。

分部诗

寸缓风邪项背拘，关为风眩胃家虚。
神门濡泄或风秘，或是蹒跚足力迂。

浮缓为风，沉缓为湿，缓大风虚，缓细湿痹，缓涩脾虚，缓弱气虚。《脉诀》言"缓主脾热口臭、反胃、齿痛、梦鬼之病"，出自杜撰，与缓无关。

芤（阳中阴）

芤脉，浮大而软，按之中央空，两边实（《脉经》）。中空外实，状如慈葱。

芤，慈葱也。《素问》无芤名。刘三点云："芤脉何似？绝类慈葱，指下成窟，有边无中。"戴同父云："营行脉中，脉以血为形，芤脉中空，脱血之象也。"《脉经》云："三部脉芤，长病得之生，卒病得之死。"《脉诀》言"两头有，中间无"，是脉断截矣；又言"主淋沥、气入小肠"，与失血之候相反，误世不小。

体状诗

芤形浮大软如葱，边实须知内已空。
火犯阳经血上溢，热侵阴络下流红。

相类诗

中空旁实乃为芤，浮大而迟虚脉呼。
芤更带弦名曰革，芤为失血革血虚。

主病诗

寸芤积血在于胸，关内逢芤肠胃痈。

尺部见之多下血，赤淋红痢漏崩中。

弦（阳中阴）

弦脉，端直以长（《素问》），如张弓弦（《脉经》）。按之不移，绰绰如按琴瑟弦（巢氏）。状若筝弦（《脉诀》）。从中直过，挺然指下（《刊误》）。

弦脉，在卦为震，在时为春，在人为肝。轻虚以滑者平，实滑如循长竿者病，劲急如新张弓弦者死。池氏曰："弦紧而数劲，为太过；弦紧而细，为不及。"戴同父曰："弦而软，其病轻；弦而硬，其病重。"《脉诀》言"时时带数"，又言"脉紧状绳牵"，皆非弦象，今削之。

体状诗

弦脉迢迢端直长，肝经木旺土应伤。
怒气满胸常欲叫，翳蒙瞳子泪淋浪。

相类诗

弦来端直似丝弦，紧则如绳左右弹。
紧言其力弦言象，牢脉弦长沉浮间。
又见长脉。

主病诗

弦应东方肝胆经，饮痰寒热疟缠身。

浮沉迟数须分别，大小单双有重轻。

分部诗

寸弦头痛膈多痰，寒热癥瘕察左关。

关右胃寒心腹痛，尺中阴疝脚拘挛。

弦为木盛之病。浮弦支饮外溢，沉弦悬饮内痛。疟脉自弦，弦数多热，弦迟多寒。弦大主虚，弦细拘急。阳弦头痛，阴弦腹痛。单弦饮癖，双弦寒痼。若不食者，木来克土，必难治。

革（阴）

革脉，弦而芤（仲景）。如按鼓皮（丹溪）。

仲景曰："弦则为寒，芤则为虚，虚寒相搏，此名曰革。男子亡血失精，妇人半产漏下。"《脉经》曰："三部脉革，长病得之死，卒病得之生。"时珍曰："此即芤弦二脉相合，故均主失血之候。诸家脉书，皆以为牢脉，故或有革无牢，有牢无革，混淆不辨。不知革浮牢沉，革虚牢实，形证皆异也。"

又按，《甲乙经》曰："浑浑革革，至如涌泉，病进而危；弊弊绵绵，其去如弦绝者死。"谓脉来浑浊革变，急如涌泉，出而不反也。王叔以为溢脉，与此不同。

体状主病诗

革脉形如按鼓皮，芤弦相合脉寒虚。

女人半产并崩漏，男子营虚或梦遗。

相类诗

见芤、牢脉。

牢（阴中阳）

牢脉，似沉似伏，实大而长，微弦（《脉经》）。

扁鹊曰："牢而长者，肝也。"仲景曰："寒则牢坚，有牢固之象。"沈氏曰："似沉似伏，牢之位也；实大弦长，牢之体也。"《脉诀》不言形状，但云"寻之则无，按之则有"，云"脉入皮肤辨息难"，又以牢为死脉，皆孟浪谬误。

体状相类诗

弦长实大脉牢坚，牢位常居沉伏间。

革脉芤弦自浮起，革虚牢实要详看。

主病诗

寒则牢坚里有余，腹心寒痛木乘脾。

疝㿗癥瘕何愁也，失血阴虚却忌之。

牢主寒实之病，木实则为痛。扁鹊云："软为虚，牢为实。"失血者，脉宜沉细，反浮大而牢者死，虚病见实脉也。《脉诀》言"骨间疼痛，气居于表"，池氏以为肾传于脾，皆谬妄不经。

濡（阴）

濡脉，极软而浮细，如帛在水中，轻手相得，按之无有（《脉经》）。如水上浮沤。

帛浮水中，重手按之，随手而没之象。《脉诀》言"按之似有举还无"，是微脉，非濡也。

体状诗

濡形浮细按须轻，水面浮绵力不禁。

病后产中犹有药，平人若见是无根。

相类诗

浮而柔细知为濡，沉细而柔作弱持。

微则浮微如欲绝，细来沉细近于微。

浮细如绵曰濡，沉细如绵曰弱，浮而极细如绝曰微，沉而极细不断曰细。

主病诗

濡为亡血阴虚病，髓海丹田暗已亏。

汗雨夜来蒸入骨，血山崩倒湿浸脾。

分部诗

寸濡阳微自汗多，关中其奈气虚何。

尺伤精血虚寒甚，温补真阴可起疴。

濡主血虚之病，又为伤湿。

弱（阴）

弱脉，极软而沉细，按之乃得，举手无有（《脉经》）。

弱乃濡之沉者。《脉诀》言"轻手乃得"，黎氏譬如"浮沤"，皆是濡脉，非弱也。《素问》曰"脉弱以滑"，是有胃气；"脉弱以涩"，是谓久病。病后老弱见之顺，平人少年见之逆。

体状诗

弱来无力按之柔，柔细而沉不见浮。

阳陷入阴精血弱，白头犹可少年愁。

相类诗

见濡脉。

主病诗

弱脉阴虚阳气衰，恶寒发热骨筋痿。

多惊多汗精神减，益气调营急早医。

分部诗

寸弱阳虚病可知，关为胃虚与脾衰。

欲求阳陷阴虚病，须把神门两部推。

弱主气虚之病。仲景曰："阳陷入阴，故恶寒发热。"
又云："弱主筋，沉主骨，阳浮阴弱，血虚筋急。"柳氏
曰："气虚则脉弱，寸弱阳虚，尺弱阴虚，关弱胃虚。"

散（阴）

散脉，大而散，有表无里（《脉经》），涣散不收。
无统纪，无拘束，至数不齐，或来多去少，或去多来少，
涣散不收，如杨花散漫之象。

体状诗

散似杨花散漫飞，去来无定至难齐。

产为生兆胎为堕，久病逢之不必医。

相类诗

散脉无拘散漫然，濡脉浮细水中绵。

浮而迟大为虚脉，芤脉中空有两边。

主病诗

左寸怔忡右寸汗，溢饮左关应软散。

右关软散胕胕肿，散居两尺魂应断。

细（阴）

细脉，小大于微而常有，细直而软，若丝线之应指（《脉经》）。

《素问》谓之"小"。王启玄言："如莠蓬，状其柔细也。"《脉诀》言"往来极微"，是微反大于细矣，与《经》相背。

体状诗

细脉累累细如丝，应指沉沉无绝期。

春夏少年防不利，秋冬老弱却相宜。

相类诗

见微、濡脉。

主病诗

细脉萦萦血气衰，诸虚劳损七情乖。

若非湿气侵腰肾，即是伤精汗泄来。

分部诗

寸细应知呕吐频，入关腹胀胃虚形。

尺逢定是丹田冷，泄痢遗精号脱阴。

《脉经》曰："细为血少气衰。"有此证则顺，否则逆。故吐衄得沉细者生。忧劳过度者，脉亦细。

伏（阴）

伏脉，重按着骨，指下裁动（《脉经》）。脉行筋下（《刊误》）。

《脉诀》言"寻之似有，定息全无"，殊为舛谬。

体状诗

伏脉推筋着骨寻，指间裁动隐然深。

伤寒欲汗阳将解，厥逆脐疼证属阴。

相类诗

见沉脉。

主病诗

伏为霍乱吐频频，腹痛多缘宿食停。

蓄饮老痰成积聚，散寒温里莫因循。

分部诗

食郁胸中双寸伏，欲吐不吐常兀兀。

当关腹痛困沉沉，关右疝疼还破腹。

伤寒，一手脉伏曰单伏，两手脉伏曰双伏，不可以阳证见阴为诊，乃火邪内郁，不得发越，阳极似阴，故脉伏，必有大汗而解。正如久旱将雨，六合阴晦，雨后庶物皆苏之义。又有夹阴伤寒，先有伏阴在内，外复感寒，阴盛阳衰，四肢厥逆，六脉沉伏，须投姜附及灸关元，脉乃复出也。若太溪、冲阳皆无脉者，必死。《脉诀》言"徐徐发汗"，洁古以麻黄附子细辛汤主之，皆非也。刘玄宾曰："伏脉不可发汗。"

动（阳）

动乃数脉，见于关，上下无头尾，如豆大，厥厥动摇。

仲景曰："阴阳相搏，名曰动，阳动则汗出，阴动则发热，形冷恶寒，此三焦伤也。"成无己曰："阴阳相搏，则虚者动，故阳虚则阳动，阴虚则阴动。"庞安常曰："关前三分为阳，后三分为阴，关位半阴半阳，故动随虚见。"《脉诀》言"寻之似有，举之还无，不离其处，不往不来，三关沉沉"，含糊谬妄，殊非动脉。詹氏言其形鼓动如钩、如毛者，尤谬。

体状诗

动脉摇摇数在关，无头无尾豆形团。

其原本是阴阳搏，虚者摇兮胜者安。

主病诗

动脉专司痛与惊，汗因阳动热因阴。

或为泄痢拘挛病，男子亡精女子崩。

仲景曰："动则为痛为惊。"《素问》曰"阴虚阳搏，谓之崩"，又曰"妇人手少阴脉动甚者，妊子也"。

促（阳）

促脉，来去数，时一至复来（《脉经》）。如蹶之趣，徐疾不常。

《脉经》但言数而止为促，《脉诀》乃云"并居寸口"，不言时止者，谬矣。数止为促，缓止为结，何独寸口哉？

体状诗

促脉数而时一止，此为阳极欲亡阴。

三焦郁火炎炎盛，进必无生退可生。

相类诗

见代脉。

主病诗

促脉惟将火病医，其因有五细推之。

时时喘咳皆痰积，或发狂斑与毒疽。

促主阳盛之病。促、结之因，皆有气、血、痰、饮、食五者之别。一有留滞，则脉必见止也。

结（阴）

结脉，往来缓，时一止复来（《脉经》）。

《脉诀》言"或来或去，聚而却还"，与结无关。仲景有"累累如循长竿曰阴结，蔼蔼如车盖曰阳结"。《脉经》又有如"麻子动摇，旋引旋收，聚散不常者曰结，主死"。此三脉，名同实异也。

体状诗

结脉缓而时一止，独阴偏盛欲亡阳。

浮为气滞沉为积，汗下分明在主张。

相类诗

见代脉。

主病诗

结脉皆因气血凝，老痰结滞若沉吟。

内生积聚外痈肿，疝瘕为殃病属阴。

结主阴盛之病。越人曰："结甚则积甚，结微则气微，浮结外有痛积，伏结内有积聚。"

代（阴）

代脉，动而中止，不能自还，因而复动（仲景）。脉至还入尺，良久方来。

脉一息五至，肺、心、脾、肝、肾五脏之气，皆足五十动而一息，合大衍之数，谓之平脉。反此则止乃见焉，肾气不能至，则四十动一止；肝气不能至，则三十动一止。盖一脏之气衰，而他脏之气代至也。《经》曰："代则气衰。"滑伯仁曰："若无病，羸瘦脉代者，危脉也。"有病而气血乍损，气不能续者，只为病脉。伤寒心悸脉代者，复脉汤主之。妊娠脉代者，其胎百日代之，生死不可不辨。

体状诗

动而中止不能还，复动因而作代看。
病者得之犹可治，平人却与寿相关。

相类诗

数而时止名为促，缓止须将结脉呼。
止不能回方是代，结生代死自殊途。

促、结之止无常数，或二动、三动，一止即来。代脉之止有常数，必依数而止，还入尺中，良久方来也。

主病诗

代脉元因脏气衰，腹疼泄痢下元亏。

或为吐泻中宫病，女子怀胎三月兮。

预后诗

五十不止身无病，数内有止皆知定。

四十一止一脏绝，四年之后多亡命。

三十一止即三年，二十一止二年应。

十动一止一年殂，更观气色兼形证。

两动一止三四日，三四动止应六七。

五六一止七八朝，次第推之自无失。

《脉经》曰："代散者死。主泄及便脓血。"戴同父曰："脉必满五十动，出自《难经》，而《脉诀》五脏歌，皆以四十五动为准，乖于经旨。"柳东阳曰："古以动数候脉，是吃紧语。须候五十动，乃知五脏缺失。今人指到腕臂，即云见了。夫五十动，岂弹指间事耶？故学者当诊脉、问证、听声、观色，斯备四诊而无失。"

四 言 举 要

经脉与脉气

脉乃血脉，气血之先。血之隧道，气息应焉。

其象法地，血之府也。心之合也，皮之部也。

资始于肾，资生于胃。阳中之阴，本乎营卫。

营者阴血，卫者阳气。营行脉中，卫行脉外。

脉不自行，随气而至。气动脉应，阴阳之义。

气如橐籥，血如波澜。血脉气息，上下循环。

十二经中，皆有动脉。惟手太阴，寸口取决。

此经属肺，上系吭嗌。脉之大会，息之出入。

一呼一吸，四至为息。日夜一万，三千五百。

一呼一吸，脉行六寸。日夜八百，十丈为准。

部位、诊法

初持脉时，令仰其掌。掌后高骨，是谓关上。

关前为阳，关后为阴。阳寸阴尺，先后推寻。

寸口无脉，求之臂外。是谓反关，本不足怪。

心肝居左，肺脾居右。肾与命门，居两尺部。

魂魄谷神，皆见寸口。左主司官，右主司府。

左大顺男，右大顺女。本命扶命，男左女右。

关前一分，人命之主。左为人迎，右为气口。

神门决断，两在关后。人无二脉，病死不愈。

男女脉同，惟尺则异。阳弱阴盛，反此病至。

脉有七诊，曰浮中沉。上下左右，消息求寻。

又有九候，举按轻重。三部浮沉，各候五动。

寸候胸上，关候膈下。尺候于脐，下至跟踝。

左脉候左，右脉候右。病随所在，不病者否。

五脏平脉

浮为心肺，沉为肾肝。脾胃中州，浮沉之间。

心脉之浮，浮大而散。肺脉之浮，浮涩而短。

肝脉之沉，沉而弦长。肾脉之沉，沉实而软。

脾胃属土，脉宜和缓。命为相火，左寸同断。

春弦夏洪，秋毛冬石。四季和缓，是谓平脉。

太过实强，病生于外。不及虚微，病生于内。

春得秋脉，死在金日。五脏准此，推之不失。

四时百病，胃气为本。脉贵有神，不可不审。

辨脉提纲

调停自气，呼吸定息。四至五至，平和之则。
三至为迟，迟则为冷。六至为数，数即热证。
转迟转冷，转数转热。迟数既明，浮沉当别。
浮沉迟数，辨内外因。外因于天，内因于人。
天有阴阳，风雨晦冥。人喜怒忧，思悲恐惊。
外因之浮，则为表证。沉里迟阴，数则阳盛。
内因之浮，虚风所为。沉气迟冷，数热何疑。
浮数表热，沉数里热。浮迟表虚，沉迟冷结。
表里阴阳，风气冷热。辨内外因，脉证参别。
脉理浩繁，总括于四。既得提纲，引申触类。

诸脉形态

浮脉法天，轻手可得。泛泛在上，如水漂木。
有力洪大，来盛去悠。无力虚大，迟而且柔。
虚甚则散，涣漫不收。有边无中，其名曰芤。
芤而急弦，革脉使然。浮小而软，绵浮水面。
软甚则微，不任寻按。沉脉法地，近于筋骨。
深深在下，沉极为伏。有力为牢，实大弦长。
牢甚则实，愊愊而强。无力为弱，柔小如绵。
弱甚则细，如蛛丝然。迟脉属阴，一息三至。

小快于迟，缓才及四。二损一败，病不可治。
两息夺精，脉已无气。迟细为涩，往来极难。
似止非止，短散两兼。结则来缓，止而复来。
代则来缓，止不能回。数脉属阳，六至一息。
七疾八极，九至为脱。往来流利，是谓之滑。
有力为紧，弹如转索。数见寸口，有止为促。
数见关中，动脉可候。厥厥动摇，状如小豆。
长则气治，过于本位。长而端直，弦脉应指。
短则气病，不能满部。不见于关，惟尺寸候。

诸脉主病

一脉一形，各有主病。数脉相兼，则见诸证。
浮脉主表，里必不足。有力风热，无力血弱。
浮迟风虚，浮数风热。浮紧风寒，浮缓风湿。
浮虚伤暑，浮芤失血。浮洪虚火，浮微劳极。
浮软阴虚，浮散虚剧。浮弦痰饮，浮滑痰热。
沉脉主里，主寒主积。有力痰食，无力气郁。
沉迟虚寒，沉数热伏。沉紧冷痛，沉缓水蓄。
沉牢痼冷，沉实热极。沉弱阴虚，沉细痹湿。
沉弦饮痛，沉滑宿食。沉伏吐利，阴毒聚积。
迟脉主脏，阳气伏潜。有力为痛，无力虚寒。

数脉主腑，主吐主狂。有力为热，无力为疮。

滑脉主痰，或伤于食。下为蓄血，上为吐逆。

涩脉少血，或中寒湿。反胃结肠，自汗厥逆。

弦脉主饮，病属胆肝。弦数多热，弦迟多寒。

浮弦支饮，沉弦悬痛。阳弦头痛，阴弦腹痛。

紧脉主寒，又主诸痛。浮紧表寒，沉紧里痛。

长脉气平，短脉气病。细则气少，大则病进。

浮大风痛，沉短宿食。血虚脉虚，气实脉实。

洪脉为热，其阴则虚。细脉为湿，其血则虚。

缓大者风，缓细者湿。缓涩血少，缓滑内热。

软小阴虚，弱小阳竭。阳竭恶寒，阴虚发热。

阳微恶寒，阴微发热。男微虚损，女微泻血。

阳动汗出，阴动发热。为痛与惊，崩中失血。

虚寒相搏，其名为革。男子失精，女子失血。

阳盛则促，肺痈阳毒。阴盛则结，疝瘕积郁。

代则气衰，或泄脓血。伤寒心悸，女胎三月。

杂病脉象

脉之主病，有宜不宜。阴阳顺逆，凶吉可推。

中风浮缓，急实则忌。浮滑中痰，沉迟中气。

尸厥沉滑，卒不知人。入脏身冷，入腑身温。

风伤于卫，浮缓有汗。寒伤于营，浮紧无汗。

暑伤于气，脉虚身热。湿伤于血，脉缓细涩。

伤寒热病，脉喜浮洪。沉微涩小，症反必凶。

汗后脉静，身凉则安。汗后脉躁，热甚必难。

饮食内伤，气口急滑。劳倦内伤，脾脉大弱。

欲知是气，下手脉沉。沉极则伏，涩弱久深。

火郁多沉，滑痰紧食。气涩血芤，数火细湿。

滑主多痰，弦主留饮。热则滑数，寒则弦紧。

浮滑兼风，沉滑兼气。食伤短疾，湿留软细。

疟脉自弦，弦数者热。弦迟者寒，代散者折。

泄泻下痢，沉小滑弱。实大浮洪，发热则恶。

呕吐反胃，浮滑者昌。弦数紧涩，结肠者亡。

霍乱之候，脉代勿讶。厥逆迟微，是则可怕。

咳嗽多浮，聚胃关肺。沉紧小危，浮软易治。

喘急息肩，浮滑者顺。沉涩肢寒，散脉逆症。

病热有火，洪数可医。沉微无火，无根者危。

骨蒸发热，脉数而虚。热而涩小，必殒其躯。

劳极诸虚，浮软微弱。土败双弦，火炎急数。

诸病失血，脉必见芤。缓小可喜，数大可忧。

瘀血内蓄，却宜牢大。沉小涩微，反成其害。

遗精白浊，微涩而弱。火盛阴虚，芤软洪数。

三消之脉，浮大者生。细小微涩，形脱可惊。

小便淋闭，鼻头色黄。涩小无血，数大何妨。

大便燥结，须分气血。阳微而实，阴迟而涩。

癫乃重阴，狂乃重阳。浮洪吉兆，沉急凶殃。

痫脉宜虚，实急者恶。浮阳沉阴，痰滑热数。

喉痹之脉，数热迟寒。缠喉走马，微伏则难。

诸风眩晕，有火有痰。左涩死血，右大虚看。

头痛多弦，浮风紧寒。热洪湿细，缓滑厥痰。

气虚弦软，血虚微涩。肾厥弦坚，真痛短涩。

心腹之痛，其类有九。细迟愈速，浮大延久。

疝气弦急，积聚在里。牢急者生，弱急者死。

腰痛之脉，多沉而弦。兼浮者风，兼紧者寒。

弦滑痰饮，软细肾着。大乃肾虚，沉实闪肭。

脚气有四，迟寒数热。浮滑者风，软细者湿。

痿病肺虚，脉多微缓。或涩或紧，或细或软。

风寒湿气，合而为痹。浮涩而紧，三脉乃备。

五疸实热，脉必洪数。涩微属虚，切忌发渴。

脉得诸沉，责其有水。浮气与风，沉石或里。

沉数为阳，沉迟为阴。浮大出厄，虚小可惊。

胀满脉弦，脾受肝虐。湿热数洪，阴寒迟弱。

浮为虚满，紧则中实。浮大可治，虚小危极。

五脏为积，六腑为聚。实强者轻，沉细者剧。
中恶腹胀，紧细者生。脉若浮大，邪气已深。
痈疽浮散，恶寒发热。若有痛处，痈疽所发。
脉数发热，而痛者阳。不数不热，不疼阴疮。
未溃痈疽，不怕洪大。已溃痈疽，洪大可怕。
肺痈已成，寸数而实。肺痿之形，数而无力。
肺痈色白，脉宜短涩。不宜浮大，唾糊呕血。
肠痈实热，滑数可知。数而不热，关脉芤虚。
微涩而紧，未脓当下。紧数脓成，切不可下。

妇儿脉法

妇人之脉，以血为本。血旺易胎，气旺难孕。
少阴动甚，谓之有子。尺脉滑利，妊娠可喜。
滑疾而散，胎必三月。但疾不散，五月可必。
左疾为男，右疾为女。女腹如箕，男腹如釜。
欲产之脉，其至离经。水下乃产，未下勿惊。
新产之脉，缓滑为吉。实大弦牢，有症则逆。
小儿之脉，七至为平。更察色症，与虎口纹。

奇经八脉诊法

奇经八脉，其诊又别。直上直下，浮则为督。

牢则为冲，紧则任脉。寸左右弹，阳跷可决。
尺左右弹，阴跷可别。关左右弹，带脉当诀。
尺外斜上，至寸阴维。尺内斜上，至寸阳维。
督脉为病，脊强癫痫。任脉为病，七疝瘕坚。
冲脉为病，逆气里急。带主带下，脐痛精失。
阳维寒热，目眩僵仆。阴维心痛，胸胁刺筑。
阳跷为病，阳缓阴急。阴跷为病，阴缓阳急。
癫痫瘛疭，寒热恍惚。八脉脉症，各有所属。

真脏绝脉

病脉既明，吉凶当别。经脉之外，又有真脉。
肝绝之脉，循刀责责。心绝之脉，转豆躁疾。
脾则雀啄，如屋之漏。如水之流，如杯之覆。
肺绝如毛，无根萧索。麻子动摇，浮波之合。
肾脉将绝，至如省客。来如弹石，去如解索。
命脉将绝，虾游鱼翔。至如涌泉，绝在膀胱。
真脉既形，胃已无气。参察脉症，断之斯易。
阳病见阴，病必危殆。阴病见阳，虽困无害。
上不至关，阴气已绝。下不至关，阳气已竭。
伏脉止歇，脏绝倾危。散脉无根，形损难医。

汤 头 歌 诀

［清］汪昂

　　《汤头歌诀》选录300余首常用方剂，编为202首方歌，分为补益、发表、攻里、涌吐、和解、表里、消补、理气、理血、祛风、祛寒、祛暑、利湿、润燥、泻火、除痰、收涩、杀虫、痈疡、经产20类，后附便用杂方。

　　本次整理参考了上海锦章图书局石印本、人民卫生出版社《汤头歌诀白话解》（第5版）。

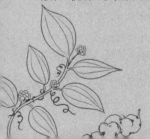

序

　　古人治病，药有君臣，方有奇偶，剂有大小，此汤头所由来也。仲景为方书之祖，其《伤寒论》中，既曰太阳证、少阳证、太阴证、少阴证矣，而又曰麻黄证、桂枝证、柴胡证、承气证等。不以病名病，而以药名病。明乎因病施药，以药合证，而后用之，岂苟焉而已哉！今人不辨证候，不用汤头，率意任情，治无成法，是犹制器而废准绳，行阵而弃行列，欲以已病却疾，不亦难乎？盖古人制方，佐使君臣，配合恰当，从治正治，意义深良。如金科玉律，以为后人楷则。惟在善用者，神而明之，变而通之，如淮阴背水之阵，诸将疑其不合兵法，而不知其正在兵法之中也。旧本有《汤头歌诀》，辞多鄙率，义弗该明，难称善本。不揣愚瞀，重为编辑，并以所主病证，括入歌中，间及古人用药制方之意。某病某汤，门分义悉；理法兼备，体用具全；千古心传，端在于此。实医门之正宗，活人之彀率也。然古方甚多，难以尽录。量取便用者，得歌二百首。正方、附方共三百有奇。盖易则易知，简则易从。以此提纲挈领，苟能触类旁通，可应无穷之变也。是在善读者加之意耳。

康熙甲戌夏月休宁八十老人汪昂题

凡　例

一、本集诸歌，悉按沈约诗韵。其中平仄不能尽协者，以限于汤名药名，不可改易也。

二、古歌四句，仅载一方，尚欠详顺。本集歌不限方，方不限句；药味药引，俱令周明；病证治法，略为兼括。或一方而连汇多方，方多而歌省，并示古人用药触类旁通之妙，间及加减之法，便人取裁。

三、《医学入门》载歌三百首，东垣歌二百六十八首，皆不分门类。每用一方，搜寻殆遍。本集歌止二百首，而方三百有奇，分为二十门。某病某汤，举目易了。方后稍为训释，推明古人制方本义，使用药者有所依据，服药者得以参稽，庶觉省便。

四、歌后注释，所以畅歌词之未备，颇经锤炼。读者倘不鄙夷，亦可诵习也。

五、拙著《医方集解》，网罗前贤方论，卷帙稍繁，不便携带。故特束为歌诀，附于本草之末，使行旅可以轻赍，缓急得以应用也。

六、是书篇章虽约，苟熟读之，可应无穷之变，远胜前人盈尺之书数部。有识之士，当不以愚言为狂僭也。

讱庵汪昂漫识

补益之剂（十首）

四君子汤　助阳

四君子汤《局方》中和义，参术茯苓甘草比。人参、白术、茯苓各二钱，甘草一钱。气味中和，故名君子。益以夏陈半夏、陈皮名六君子汤，祛痰补气阳虚饵。二陈除痰，四君补气，脾弱阳虚宜之。除却半夏名异功散（钱氏），或加香砂胃寒使加木香、砂仁，行气温中，名香砂六君汤。

升阳益胃汤　升阳益胃

升阳益胃汤（东垣）参术芪，黄连半夏草陈皮。苓泻防风羌独活，柴胡白芍枣姜随。黄芪二两，人参、半夏、炙甘草各一钱，羌活、独活、防风、白芍（炒）各五钱，陈皮四钱，白术、茯苓、泽泻、柴胡各三钱，黄连二钱。每服三钱，加姜、枣煎。六君子助阳，补脾除痰；重用黄芪补气固胃；柴胡、羌、独除湿升阳；泽泻、茯苓泻热降浊。加芍药和血敛阴，少佐黄连以退阴火。按：东垣治疗首重脾胃，而益胃又以升阳为先，故每用补中、上升下渗之药。此方补中有散，发中有收，脾胃诸方多从此昉也。

黄芪鳖甲散　劳热

黄芪鳖甲散（罗谦甫）地骨皮，芫菀参苓柴半知。地黄芍药天冬桂，甘桔桑皮劳热宜。治虚劳骨蒸，晡热咳嗽，食少盗汗。黄芪、鳖甲、天冬各五钱，地骨、秦艽、茯苓、柴胡各三钱，紫菀、半夏、知母、生地、白芍、桑皮、炙草各二钱半，人参、肉桂、桔梗各钱半。每服一两，加姜煎。鳖甲、天冬、知、芍补水养阴，参、芪、桂、苓、甘草固卫助阳，桑、桔泻肺热，菀、夏理痰嗽，艽、柴、地骨退热升阳，为表里气血交补之剂。

秦艽鳖甲散　风劳

秦艽鳖甲散治风劳，地骨柴胡及青蒿。当归知母乌梅合，止嗽除蒸敛汗高。鳖甲、地骨皮、柴胡各一两，青蒿五钱，秦艽、当归、知母各五钱，乌梅五钱。治略同前，汗多倍黄芪。此方加青蒿、乌梅，皆敛汗退蒸之义。

秦艽扶羸汤　肺劳

秦艽扶羸汤（《直指》）鳖甲柴，地骨当归紫菀偕。半夏人参兼炙草，肺劳蒸嗽服之谐。治肺痿骨蒸，劳嗽声嗳，自汗体倦。柴胡二钱，秦艽、鳖甲、地骨、当归、人参各钱半，紫菀、半夏、甘草（炙）各一钱，加姜、枣煎。按：黄芪鳖甲散，盖本此方，除当归加余药。透肌解热，柴胡、秦艽、干葛为要剂，故骨蒸方中多用之。此方虽表里交治，而以柴胡为君。

紫菀汤　肺劳

紫菀汤海藏中知贝母，参苓五味阿胶偶。再加甘桔治肺伤，咳血吐痰劳热久。治肺伤气极，劳热咳嗽，吐痰吐血，肺痿肺痈。紫菀、知母、贝母、阿胶各二钱，人参、茯苓、甘草、桔梗各五分，五味十二粒，一方加莲肉。以保肺止嗽为君，故用阿胶、五味；以清火化痰为臣，故用知母、贝母；佐以参、苓、甘草，扶土以生金；使以桔梗，上浮而利膈。

百合固金汤　肺伤咳血

百合固金汤（赵蕺庵）二地黄，玄参贝母桔甘藏。麦冬芍药当归配，喘咳痰血肺家伤。生地二钱，熟地三钱，麦冬钱半，贝母、百合、当归、白芍、甘草各一钱，玄参、桔梗各八分。火旺则金伤，故以玄参、二地助肾滋水，麦冬、百合保肺安神，芍药、当归平肝养血，甘、桔、贝母清金化痰，皆以甘草培本，不欲以苦寒伤生发之气也。

补肺阿胶散　止嗽生津

补肺阿胶散（钱氏）马兜铃，鼠黏甘草杏糯停。肺虚火盛人当服，顺气生津嗽哽宁。阿胶两半，马兜铃（焙）、鼠黏子（炒）、甘草（炙）、糯米各一两，杏仁七钱。牛蒡利膈滑痰，杏仁降气润嗽。李时珍曰：马兜铃非取补肺，取其清热降气，肺自安也。其中阿胶、糯米乃补肺之正药。

小建中汤　建中散寒

小建中汤仲景芍药多即桂枝加芍药汤再加饴糖，名建中，桂姜甘草大枣和。更加饴糖补中藏，虚劳腹冷服之瘥。芍药六两，桂枝、生姜各三两，甘草一两，枣十二枚，饴糖一升。增入黄芪名亦尔再加黄芪两半，名黄芪建中汤（《金匮》）。若除饴糖，则名黄芪五物汤，不名建中矣。今人用建中者，绝不用饴糖，何哉，表虚身痛效无过。又有建中十四味，阴斑劳损起沉疴。亦有阴证发斑者，淡红隐隐散见肌表，此寒伏于下，逼其无根之火熏肺而然，若服寒药立毙。十全大补加附子，麦夏苁蓉仔细哦。即十全大补汤加附子、麦冬、半夏、肉苁蓉，名十四味建中汤。除茯苓、白术、麦冬、川芎、熟地、肉苁蓉，名八味大建中汤。治同。

益气聪明汤　聪耳明目

益气聪明汤东垣蔓荆，升葛参芪黄柏并。更加芍药炙甘草，耳聋目障服之清。参、芪各五钱，蔓荆子、葛根各三钱，黄柏、白芍各二钱，升麻钱半，炙草一钱，每服四钱。人之中气不足，清阳不升，则耳目不聪明。蔓荆、升、葛升其清气，参、芪、甘草补其中气，而以芍药平肝木，黄柏滋肾水也。

发表之剂（十四首）

麻黄汤　寒伤营无汗

麻黄汤仲景中用桂枝，杏仁甘草四般施。发热恶寒头项痛，伤寒服此汗淋漓。麻黄（去节）三两，桂枝二两，杏仁七十枚（去皮尖），甘草（炙）一两。伤寒太阳表证无汗，用此发之。麻黄善发汗，恐其力猛，故以桂枝监之，甘草和之，不令大发也。按：麻、桂二汤虽治太阳证，而先正每云皆肺药，以伤寒必自皮入，而桂、麻又入肺经也。

桂枝汤　寒伤卫有汗

桂枝汤仲景治太阳中风，芍药甘草姜枣同。桂枝、芍药、生姜各三钱，炙草三两，大枣十二枚。治太阳中风有汗，用此解肌，以和营卫，中犹伤也。仲景《伤寒论》通用。桂麻相合名各半汤，太阳如疟此为功热多寒少，如疟状者，宜之。

大青龙汤　两解伤寒

大青龙汤仲景桂麻黄，杏草石膏姜枣藏。麻黄六两，桂枝、炙草各三两，杏仁四十枚，石膏鸡子大，生姜三两，大枣十二枚。太阳无汗兼烦躁烦为阳、为风，躁为阴、为寒。必太阳证兼烦躁者，方可用之。以杏、草佐麻黄发表，以姜、枣佐桂枝解肌，石膏质重泻火，气轻亦达肌表。义取青龙者，龙兴而云升雨降，郁热顿除，烦躁乃解也。若少阴烦躁而误服此则逆，风寒两解此为良。麻黄汤治寒，桂枝汤治风，大青龙兼风寒而两解之。陶节庵曰：此汤险峻，今人罕用。

小青龙汤　太阳行水发汗

小青龙汤仲景治水气，喘咳呕哕渴利慰。太阳表证未解，心下有水气者用之。或喘或咳，或呕或哕，或渴或利，或短气，或小便闭，皆水气内积所致。姜桂麻黄芍药甘，细辛半夏兼五味。干姜、桂枝、麻黄、芍药（酒炒）、炙草、细辛各二两，半夏、五味子各半升。桂枝解表使水从汗泄，芍药敛肺以收喘咳，姜、夏、细辛润肾行水以止渴呕，亦表里分消之意。

葛根汤　太阳无汗恶风

葛根汤仲景内麻黄襄，二味加入桂枝汤。桂枝、芍药、炙草各二两，姜三两，枣十二枚，此桂枝汤也，加葛根四两，麻黄三两。轻可去实因无汗中风表实，故汗不得出。《十剂》曰：轻可去实，葛根、麻黄之属是也，有汗加葛无麻黄名桂枝加葛根汤，仲景治太阳有汗恶风。

升麻葛根汤　阳明升散

升麻葛根汤钱氏钱乙，再加芍药甘草是。升麻三钱，葛根、芍药各二钱，炙草一钱。轻可去实，辛能达表，故用升麻发散阳明表邪。阳邪盛则阴气虚，故加芍药敛阴和血。升麻、甘草升阳解毒，故亦治时疫。阳明发热与头疼，无汗恶寒均堪倚。及目痛、鼻干、不得卧等证。亦治时疫与阳斑，痘疹已出慎勿使恐升散重虚其表也。

九味羌活汤　*解表通剂*

九味羌活汤（张元素）用防风，细辛苍芷与川芎。黄芩生地同甘草，三阳解表益姜葱。羌活、防风、苍术各钱半，白芷、川芎、黄芩、生地、甘草各一钱，细辛五分，加生姜、葱白煎。阴虚气弱人禁用，加减临时在变通。洁古制此汤，以代麻黄、桂枝、青龙各半等汤。用羌、防、细、苍、芎、芷，各走一经，祛风散寒，为诸路之应兵。加黄芩泄气中之热，生地泄血中之热，甘草以调和诸药。然黄芩、生地寒滞，未可概施，用时宜审。

十神汤　*时行感冒*

十神汤《局方》里葛升麻，陈草芎苏白芷加。麻黄赤芍兼香附，时行瘟疫感冒效堪夸。葛根、升麻、陈皮、甘草、川芎、紫苏、白芷、麻黄、赤芍、香附等分，加姜、葱煎。治风寒两感，头痛发热，无汗恶寒，咳嗽鼻塞。芎、麻、升、葛、苏、芷、香附，辛香利气，发表散寒。加芍药者，敛阴气于发汗之中；加甘草者，和阳气于疏利之队也。吴绶曰：此方用升麻、葛根，能解阳明瘟疫时气。若太阳伤寒发热用之，则引邪入阳明，传变发斑矣，慎之！

神术散　　散风寒湿

神术散《局方》用甘草苍，细辛藁本芎芷羌。苍术二两，炙草、细辛、藁本、白芷、川芎、羌活各一两，每服四钱，生姜、葱白煎。各走一经祛风湿太阴苍术，少阴细辛，厥阴、少阳川芎，太阳羌活、藁本，阳明白芷。此方与九味羌活汤意同，加藁本，除黄芩、生地、防风，较羌活汤更稳，风寒泄泻总堪尝。太无神术散，太无，丹溪之师即平胃散，加入菖蒲与藿香。陈皮为君二钱，苍术、厚朴各一钱，炙草、菖蒲、藿香各钱半，治岚瘴、瘟疫时气。海藏神术散苍防草，太阳无汗代麻黄。苍术、防风各二两，炙草一两，用代仲景麻黄汤，治太阳伤寒无汗。若以白术易苍术，太阳有汗此汤良。名白术汤，用代桂枝汤，治太阳伤风有汗。二术主治略同，特有止汗、发汗之异。

麻黄附子细辛汤　　少阴表证

麻黄附子细辛汤仲景，发表温经两法彰。麻黄、细辛各二两，附子一枚（炮）。麻黄发太阳之汗，附子温少阴之经，细辛为肾经表药，联属其间。若非表里相兼治，少阴反热曷能康。少阴证，脉沉属里，当无热，今反发热，为太阳表证未除。

人参败毒散　暑湿热时行

人参败毒散（《活人》），毒即热湿也茯苓草，枳桔柴前羌独芎。薄荷少许姜三片，时行感冒有奇功。人参、茯苓、枳壳、桔梗、柴胡、前胡、羌活、独活、川芎各一两，甘草五钱，每服二两，加薄荷、生姜煎。羌活理太阳游风，独活理少阴伏风，兼能去湿除痛，川芎、柴胡和血升清，枳壳、前胡行痰降气，甘、桔、参、茯清肺强胃，辅正匡邪也。喻嘉言曰：暑、湿、热三气门中，推此方为第一。俗医减却人参，曾与他方有别耶？去参名为败毒散，加入消风散（见风门）治亦同。合消风散，名消风败毒散。

再造散　阳虚不能作汗

再造散节庵用参芪甘，桂附羌防芎芍参。细辛加枣煨姜煎，阳虚无汗法当谙。人参、黄芪、甘草、川芎、白芍（酒炒）、羌活、防风、桂枝、附子（炮）、细辛、煨姜、大枣煎。以参、芪、甘、姜、桂、附大补其阳，羌、防、芎、细散寒发表。加芍药者，于阳中敛阴，散中有收也。陶节庵曰：发热头痛，恶寒无汗，服汗剂汗不出者，为阳虚不能作汗，名无阳证。庸医不识，不论时令，遂以升麻重剂劫取其汗，误人死者多矣。又曰：人第知参、芪能止汗，而不知其能发汗，以在表药队中，则助表药而解散也。

麻黄人参芍药汤　内虚感寒

麻黄人参芍药汤东垣，桂枝五味麦冬襄。归芪甘草汗兼补，虚人外感服之康。麻黄、白芍、黄芪、当归、甘草（炙）各一钱，人参、麦冬各三分，桂枝五分，五味五粒。东垣治一人内蕴虚热，外感大寒而吐血，法仲景麻黄汤，加补剂制此方，一服而愈。原解曰：麻黄散外寒，桂枝补表虚，黄芪实表益卫，人参益气固表，麦冬、五味保肺气，甘草补脾，芍药安太阴，当归和血养血。

神白散　一切风寒

神白散《卫生家宝》中白芷甘，姜葱淡豉与相参。白芷一两，甘草五钱，淡豉五十粒，姜三片，葱白三寸，煎服取汗。一切风寒皆可服，妇人鸡犬忌窥探煎要至诚，服乃有效。《肘后》单煎葱白豉葱一握，豉一

升，名葱豉汤，用代麻黄汤功不惭伤寒初觉头痛身热，
便宜服之，可代麻黄汤。

攻里之剂（七首）

大承气汤　胃府三焦大热大实

大承气汤（仲景），胃府三焦大热大实里用芒硝，
枳实大黄厚朴饶。大黄四两（酒洗），芒硝三合，厚朴八
两，枳实五枚。救阴泻热功偏擅，急下阳明有数条。大
黄治大实，芒硝治大燥大坚，二味治无形血药；厚朴治
大满，枳实治痞，二味治有形气药。热毒传入阳明胃府，
痞、满、燥、实全见，杂证、三焦实热，并须以此下之。
胃为水谷之海，土为万物之母。四旁有病，皆能传入胃，
已入胃府，则不复传他经矣。陶节庵曰：伤寒热邪传里，
须看热气浅深用药，大承气最紧，小承气次之，调胃又次
之，大柴胡又次之。盖恐硝性燥急，故不轻用。

小承气汤　胃府实满

小承气汤仲景朴实黄大黄四两，厚朴二两（姜炒），

枳实三枚（麸炒），谵狂痞鞕音硬上焦强。热在上焦则满，在中焦则鞕，胃有燥粪则谵语。不用芒硝者，恐伤下焦真阴也。益以羌活名三化汤，中气闭实可消详。用承气治二便，加羌活治风。中风体实者可偶用，然涉虚者多不可轻投。

调胃承气汤　胃实缓攻

调胃承气汤（仲景）硝黄草大黄（酒浸）、芒硝各一两，甘草（炙）五钱，甘缓微和将胃保用甘草甘以缓之，微和胃气，勿令大泄下。不用朴实伤上焦不用厚朴、枳实，恐伤上焦氤氲之气也，中焦燥实服之好。

木香槟榔丸　一切实积

木香槟榔丸（张子和）青陈皮，枳壳柏连棱莪随。大黄黑丑兼香附，芒硝水丸量服之。一切实积能推荡，泻痢实疟用咸宜。木香、槟榔、青皮（醋炒）、陈皮、枳壳（炒）、黄柏（酒炒）、黄连、吴茱萸（汤炒）、三棱、莪术（并醋煮）各五钱，大黄（酒浸）一两，香附、牵牛各二两，芒硝水丸，量虚实服。木香、香附、青、陈、枳壳利气宽肠，黑牵牛、槟榔下气尤速，气行则无痞满后重之患矣。连、柏燥湿清热，棱、莪行气破血，硝、黄去血中伏热，并为推坚峻品。湿热积滞去，则二便调而三焦通泰矣。盖宿垢不净，清阳终不得升，亦通因通用之义也。

枳实导滞丸 湿热食积

枳实导滞丸（东垣）首大黄，芩连曲术茯苓襄。泽泻蒸饼糊丸服，湿热积滞力能攘。大黄一两，枳实（麸炒）、黄芩（酒炒）、黄连（酒炒）、神曲（炒）各五钱，白术（土炒）、茯苓各三钱，泽泻二钱，蒸饼糊丸，量虚实服之。大黄、枳实荡热去积，芩、连佐之以清热，苓、泻佐之以利湿，神曲佐之以消食。又恐苦寒力峻，故加白术补土固中。若还后重兼气滞，木香导滞丸加槟榔。

温脾汤 温药攻下

温脾汤（《千金》）参附与干姜，甘草当归硝大黄。寒热并行治寒积，脐腹绞结痛非常。人参、附子、甘草、芒硝各一两，大黄五两，当归、干姜各三两，煎服，日三。本方除当归、芒硝，亦名温脾汤，治久痢赤白，脾胃冷、实不消。硝、黄以荡其积，姜、附以祛其寒，参、草、当归以保其血气。按：古人方中，多有硝、黄、柏、连与姜、萸、桂、附寒热并用者，亦有参、术、硝、黄补泻并用者，亦有大黄、麻黄汗下兼行者，今人罕识其旨。

姑录此方，以见治疗之妙不一端也。

蜜煎导法　　*肠枯便秘*

　　蜜煎导法通大便仲景用蜜熬如饴，捻作挺子，掺皂角末，乘热纳谷道中，或掺盐，或将猪胆汁灌肛中用猪胆汁醋和，以竹管插肛门中，将汁灌入，顷当大便，名猪胆汁导法（仲景）。不欲苦寒伤胃府，阳明无热勿轻攻。胃府无热而便秘者，为汗多津液不足，不宜用承气妄攻。此仲景心法，后人罕识，故录二方于攻下之末。

涌吐之剂（二首）

　　汗、吐、下、和，乃治疗之四法。经曰：在上者涌之，其高者因而越之。故古人治病，用吐法者最多。朱丹溪曰：吐中就有发散之义。张子和曰：诸汗法古方多有之，惟以吐发汗者，世罕知之。今人医疗，惟用汗、下、和，而吐法绝置不用，可见时师之阙略。特补涌吐一门，方药虽简，而不可废也。若丹溪四物用四君引吐，又治小便不通，亦用吐法，是又在用者之圆神矣。

瓜蒂散　痰食实热

瓜蒂散仲景中赤小豆甜瓜蒂（炒黄）、赤豆，共为末，热水或豆豉水调，量虚实服，或入藜芦郁金凑。张子和去赤豆加藜芦、防风，一方去赤豆加郁金、韭汁，俱名三圣散。鹅翎探吐，并治风痰。此吐实热与风痰瓜蒂吐实热，藜芦吐风痰，虚者参芦散一味匀虚人痰壅不得服瓜蒂者，参芦代之，或加竹沥。若吐虚烦栀豉汤（仲景）栀子十四枚，豉四合，治伤寒后虚烦，剧痰乌附尖方透升溪治许白云，用瓜蒂、栀子、苦参、藜芦，屡吐不透，后以浆水和乌附尖服，始得大吐。古人尚有烧盐方，一切积滞功能奏。烧盐热汤调服，以指探吐，治霍乱、宿食、冷痛等症。《千金》曰：凡病宜吐，大胜用药。

稀涎散　吐中风痰

稀涎散（严用和）皂角白矾班皂角四挺（去皮弦炙），白矾一两，为末，每服五分。白矾酸苦涌泄，能软痰疾；皂角辛咸通窍，专制风木。此专门之兵也，初中风时宜用之，或益藜芦微吐间。风中痰升人眩仆，当先服此通其关令微吐稀涎，续进他药。通关散用细辛皂角为末，吹鼻得嚏保生还辛中者用此吹鼻，有嚏者可治，无嚏者为肺气已绝。

和解之剂（九首）

小柴胡汤　半表半里和解

小柴胡汤仲景和解供，半夏人参甘草从。更用黄芩并姜枣，少阳百病此为宗。柴胡八两，半夏半升，人参、甘草、黄芩、生姜各三两，大枣十二枚。治一切往来寒热，胸满胁痛，心烦喜呕，口苦耳聋，咳渴悸利，半表半里之证。属少阳经者，但见一症即是，不必悉具。胆府清净，无出无入，经在半表半里，法宜和解。柴胡升阳达表，黄芩退热和阴，半夏祛痰散逆，参、草辅正补中，使邪不得复传入里也。

四逆散　阳邪热厥

四逆散仲景里用柴胡，芍药枳实甘草须。柴胡、芍药（炒）、枳实（麸炒）、甘草（炙）半分。此是阳邪成厥逆阳邪入里，四肢逆而不温，敛阴泄热平剂扶芍药敛阴，枳实泄热，甘草和逆，柴胡散邪，用平剂以和解之。

黄连汤　升降阴阳

黄连汤仲景内用干姜，半夏人参甘草藏。更用桂枝兼大枣，寒热平调呕痛忘。黄连（炒）、干姜（炮）、甘草、桂枝各三两，人参二两，半夏半升，大枣十二枚。治胸中有热而欲呕，胃中有寒而作痛，或丹田有热，胸中有寒者。仲景亦用此汤。按：此汤与小柴胡汤同义，以桂枝易柴胡，以黄连易黄芩，以干姜易生姜，余药同，皆是和解之义。但小柴胡汤属少阳药，此汤属太阳、阳明药也。

黄芩汤　太阳、少阳合病下利

黄芩汤仲景用甘芍并，二阳合利枣加烹。治太阳、少阳合病，下利。黄芩三两，芍药、甘草各二两，枣十二枚。阳邪入里，故以黄芩彻其热，甘草、大枣和其太阴。此方遂为治痢祖，后人加味或更名。利，泻泄也；痢，滞下也。仲景本治伤寒下利，《机要》用此治痢，更名黄芩芍药汤。洁古治痢，加木香、槟榔、大黄、黄连、当归、官桂，名芍药汤。再加生姜与半夏名黄芩加生姜半夏汤（仲景），前症兼呕此能平。单用芍药与甘草（炙）等分，名芍药甘草汤（仲景），散逆止痛能和营。虞天民曰：白芍不惟治血虚，兼能行气。腹痛者，营气不和，逆于内里，以白芍行营气，以甘草和逆气，故治之也。

逍遥散　　解郁调经

逍遥散《局方》用当归芍，柴苓术草加姜薄。柴胡、当归（酒拌）、白芍（酒炒）、白术（土炒）、茯苓各一钱，甘草（炙）五分，加煨姜、薄荷煎。散郁除蒸功最奇，肝虚则血病，归、芍养血平肝；木盛则土衰，术、草和中补土，柴胡升阳散热，茯苓利湿宁心，生姜暖胃祛痰，薄荷消风理血。《医贯》曰：方中柴胡、薄荷二味最妙，盖木喜风摇，寒即摧萎，温即发生，木郁则火郁，火郁则土郁，土郁则金郁，金郁则水郁。五行相因，自然之理也。余以一方治木郁，而诸郁皆解，逍遥散是也，调经八味丹栀着加丹皮、栀子名八味逍遥散，治肝伤血少。

藿香正气散　　辟一切不正之气

藿香正气散（《局方》）大腹苏，甘桔陈苓术朴俱。夏曲白芷加姜枣，感伤外感、内伤岚瘴并能驱。藿香、大腹皮、紫苏、茯苓、白芷各三两，陈皮、白术（土炒）、厚朴（姜汁炒）、半夏曲、桔梗各二两，甘草一两，每服五钱，加姜、枣煎。藿香理气和中，辟恶止呕；苏、芷、桔梗散寒利膈，以散表邪；腹、朴消满，陈、夏除痰，以疏里滞；苓、术、甘草益脾去湿，以辅正气。正气通畅，则邪逆自出矣。

六和汤 调和六气

六和汤（《局方》）藿朴杏砂呈，半夏木瓜赤茯并。术参扁豆同甘草，姜枣煎之六气平。藿香、厚朴、杏仁、砂仁、半夏、木瓜、赤茯苓、白术、人参、扁豆、甘草，加姜、枣煎。能御风、寒、暑、湿、燥、火六气，故曰六和。藿、朴、杏、砂理气化食，参、术、陈、夏补正匡脾，豆、瓜祛暑，赤茯行水。大抵以理气健脾为主，脾胃既强，则诸邪不能干矣。或益香薷或苏叶，伤寒伤暑用须明。伤寒加苏叶，伤暑加香薷。

清脾饮 阳疟

清脾饮严用和用青朴柴，苓夏甘苓白术偕。更加草果姜煎服，热多阳疟此方佳。青皮、厚朴（醋炒）、柴胡、黄芩、半夏（姜制）、甘草（炙）、茯苓、白术（土炒）、草果（煨），加姜煎。疟不止，加酒炒常山一钱，乌梅二个；大渴，加麦冬、知母。疟疾，一名脾寒，盖因脾胃受伤者居多。此方乃加减小柴胡汤从温脾诸方而一变也。青、柴平肝破滞，朴、夏平胃祛痰，芩、苓清热利湿，术、草补脾调中，草果散太阴积寒，除痰截疟。

痛泻要方　痛泻

痛泻要方刘草窗陈皮芍，防风白术煎丸酌。白术（土炒）三两，白芍（酒炒）四两，陈皮（炒）两半，防风一两，或煎或丸，久泻加升麻。补土泻木理肝脾陈皮理气补脾，防、芍泻木益土，若作食伤医便错。吴鹤皋曰：伤食腹痛，得泻便减，今泻而痛不减，故责之土败木贼也。

表里之剂（八首）

大柴胡汤　发表攻里

大柴胡汤仲景用大黄，枳实芩夏白芍将。煎加姜枣表兼里，妙法内攻并外攘。柴胡八两，大黄二两，枳实四枚，半夏半升，黄芩、芍药各三两，生姜二两，大枣十二枚。治阳邪入里，表证未除，里证又急者。柴胡解表，大黄、枳实攻里，黄芩清热，芍药敛阴，半夏和胃止呕，姜、枣调和营卫。按本方、次方治少阳阳明，后方治太阳阳明，为不同。柴胡加芒硝汤义亦尔小柴胡汤加芒硝六两（仲景），仍有桂枝加大黄汤仲景桂枝汤内加大黄一两，芍药三两，治太阳误下，转属太阴，大实痛者。

防风通圣散　*表里实热*

防风通圣散（河间）大黄硝，荆芥麻黄栀芍翘。甘桔芍归膏滑石，薄荷芩术力偏饶。表里交攻阳热盛，外科疡毒总能消。大黄（酒蒸）、芒硝、防风、荆芥、麻黄、黑栀、白芍（炒）、连翘、川芎、当归、薄荷、白术各五钱，桔梗、黄芩、石膏各一两，甘草二两，滑石三两，加姜、葱煎。荆、防、麻黄、薄荷发汗而散热搜风，栀子、滑石、硝、黄利便而降火行水，芩、桔、石膏清肺泻胃，川芎、归、芍养血补肝，连翘散气聚血凝，甘、术能补中燥湿，故能汗不伤表，下不伤里也。

五积散　*解散表里*

五积散《局方》治五般积寒积、食积、气积、血积、痰积，麻黄苍芷芍归芎。枳桔桂姜甘茯朴，陈皮半夏加姜葱。当归、川芎、白芍、茯苓、桔梗各八分，苍术、白芷、厚朴、陈皮各六分，枳壳七分，麻黄、半夏各四分，肉桂、干姜、甘草各三分，重表者用桂枝。桂、麻解表散寒，甘、芍和里止痛，苍、朴平胃，陈、夏行痰，芎、归养血，茯苓利水，姜、芷祛寒湿，枳、桔利膈肠。一方统治多病，唯善用者，变而通之。陈桂枳陈余略炒三味生用，余药微炒，名熟料五积散，熟料尤增温散功。温中解表祛寒湿，散痞调经用各充。陶节庵曰：凡阴证伤寒，脉浮沉无力者，均当服之，亦可加附子。

三黄石膏汤　　发表清里

三黄石膏汤芩柏连，栀子麻黄豆豉全。姜枣细茶煎热服寒因热用，表里三焦热盛宣。石膏两半，黄芩、黄柏、黄连各七钱，栀子三十个，麻黄、淡豉各二合，每服一两，姜三片、枣二枚、茶一撮煎，热服。治表里三焦大热，谵狂，斑衄，身目俱黄。黄芩泻上焦，黄连泻中焦，黄柏泻下焦，栀子通泻三焦之火以清里，麻黄、淡豉散寒发汗而解表，石膏体重能解肺胃之火，气轻亦能解肌也。

葛根黄芩黄连汤　　太阳阳明证，解表清里

葛根黄芩黄连汤仲景，甘草四般治二阳。治太阳桂枝证医误下之，邪入阳明，协热下利，脉促，喘而汗出者。葛根八两，炙草、黄芩各二两，黄连三两。解表清里兼和胃，喘汗自利保平康。成无己曰：邪在里，宜见阴脉，促为阳盛，知表未解也。病有汗出而喘者，为邪气外甚，今喘而汗出，为里热气逆，与此方散表邪、清里热。脉数而止曰促，用葛根者，专主阳明之表。

参苏饮　内伤外感

参苏饮元戎内用陈皮，枳壳前胡半夏宜。干葛木香甘桔茯，内伤外感此方推。人参、紫苏、前胡、半夏（姜制）、干葛、茯苓各七钱半，陈皮、枳壳（麸炒）、桔梗、木香、甘草各二钱，每服二钱，加姜、枣煎。治外感内伤，发热头痛，呕逆咳嗽，痰眩风泻。外感重者，去枣加葱白。苏、葛、前胡解表，参、苓、甘草补中，陈皮、木香行气破滞，半夏、枳、桔利膈祛痰。参前若去芎柴入，饮号芎苏治不差。去人参、前胡，加川芎、柴胡，名芎苏饮，不服参者宜之。香苏饮《局方》仅陈皮草，感伤内外亦堪施。香附（炒）、紫苏各二钱，陈皮（去白）一钱，甘草七分，加姜、葱煎。

茵陈丸　汗吐下兼行

茵陈丸《外台》用大黄硝，龟甲常山巴豆邀。杏仁栀豉蜜丸服，汗吐下兼三法超。时气毒疠及疟痢，一丸两服量病调。茵陈、芒硝、龟甲（炙）、栀子各二两，大黄五两，常山、杏仁（炒）各三两，巴豆一两（去心皮炒），豉五合，蜜丸梧子大。每服一丸，或吐、或汗、或利，不应再服一丸，不应以热汤投之。栀子、淡豉，栀豉汤也，合常山可以涌吐，合杏仁可以解肌。大黄、芒硝，承气汤也，可以荡热去实，合茵陈可以利湿退黄，加巴豆大热以祛脏腑积寒，加龟甲滋阴以退血分寒热。此方备汗、吐、下三法，虽云劫剂，实是佳方。

大羌活汤　　伤寒两感

大羌活汤即九味，已独知连白术暨。即九味羌活汤加防己、独活、黄连、白术、知母各一两，余药各三钱，每服五钱。散热培阴表里和，伤寒两感差堪慰。两感伤寒：一曰太阳与少阴俱病，二曰阳明与太阴俱病，三曰少阳与厥阴俱病。阴阳表里，同时俱病，欲汗则有里证，欲下则有表证。经曰：其两感于寒者，必死。仲景无治法，洁古为制此方，间有生者。羌、独、苍、防、细辛，以散寒发表；芩、连、防己、知母、芎、地，以清里培阴；白术、甘草，以固中和表里。

消补之剂（七首）

平胃散　　除湿散满

平胃散《局方》是苍术朴，陈皮甘草四般药。苍术

（泔浸）二钱，厚朴（姜汁炒）、陈皮（去白）、甘草（炙）各一钱，姜、枣煎。除湿散满驱瘴岚，调胃诸方从此扩。苍术燥湿强脾，厚朴散满平胃，陈皮利气行痰，甘草和中补土，泄中有补也。或合二陈名平陈汤，治痰或五苓名胃苓汤，治泻，硝黄麦曲均堪着加麦芽、神曲消食，加大黄、芒硝荡积。若合小柴胡名柴平汤，煎加姜枣能除疟。又不换金正气散，即是此方加夏藿半夏、藿香。

保和丸 饮食轻伤

保和丸神曲与山楂，苓夏陈翘菔音卜子加。曲糊为丸麦芽汤下，亦可方中用麦芽。山楂（去核）三两，神曲、茯苓、半夏各一两，陈皮、菔子（微炒）、连翘各五钱。山楂消肉食，麦芽消谷食，神曲消食解酒，菔子下气制曲，茯苓渗湿，连翘散结，陈、夏健脾化痰。此内伤而气未病者，故但以和平之品消而化之，不必攻补也。大安丸内加白术二两，消中兼补效堪夸。

健脾丸 补脾消食

健脾丸参术与陈皮，枳实山楂麦蘖芽随。曲糊作丸米饮下，消补兼行胃弱宜。人参、白术（土炒）各二两，陈皮、麦芽各一两，山楂两半，枳实（麸炒）三两。陈皮、枳实理气化积，山楂消肉食，曲、麦消谷食，人参、白术益气强脾。枳术丸洁古亦消兼补白术（土炒）、枳实（麸炒）等分，荷叶烧饭上升奇荷叶包陈米饭，煨干为丸，引胃气及少阳甲胆之气上升。

参苓白术散　补脾

参苓白术散扁豆陈，山药甘莲砂薏仁。数药利气强脾。桔梗上浮载药上行兼保肺恐燥上僭，枣汤调服益脾神。人参、茯苓、白术（土炒）、陈皮、山药、甘草（炙）各一斤，扁豆（炒）十二两，莲肉（炒）、砂仁、苡仁（炒）、桔梗各半斤，共为末，每服二钱，枣汤或米饮调下。

枳实消痞丸　补脾消痞

枳实消痞丸（东垣）四君全，麦芽夏曲朴姜连。蒸饼糊丸消积满，清热破结补虚痞。枳实（麸炒）、黄连（姜汁炒）各五钱，人参、白术（土炒）、麦芽（炒）、半夏曲、厚朴（姜汁炒）、茯苓各三钱，甘草（炙）、干姜各二钱。黄连、枳实治termész君药，麦、夏、姜、朴温胃散满，参、术、苓、草燥湿补脾，使气足脾运，痞乃化也。

鳖甲饮子　疟母

鳖甲饮子严氏治疟母久疟不愈，中有积癖，甘草芪术芍芎偶。草果槟榔厚朴增，乌梅姜枣同煎服。鳖甲（醋炙）、黄芪、白术（土炒）、甘草、陈皮、川芎、白芍（酒炒）、草果（面煨）、槟榔、厚朴等分，姜三片、枣二枚、乌梅少许煎。鳖甲属阴入肝，退热散结为君，甘、陈、芪、术助阳补气，川芎、白芍养血和阴，草果温胃，槟榔破积，厚朴散满，甘草和中，乌梅酸敛，姜、枣和营卫。

葛花解酲汤　解酲

葛花解酲汤香砂仁，二苓参术蔻青陈。神曲干姜兼泽泻，温中利湿酒伤珍。葛花、砂仁、豆蔻各一钱，木香一分，茯苓、人参、白术（炒）、青皮、陈皮各四分，神曲（炒）、干姜、猪苓、泽泻各五分，专治酒积及吐泻痞塞。砂、蔻、神曲皆能解酒，青皮、木香、干姜行气温中，葛花引湿热从肌肉出，苓、泻引湿热从小便出，益以参、术固其中气也。

理气之剂（十一首）

补中益气汤　补气升阳

补中益气汤（东垣）芪术陈，升柴参草当归身。黄芪（蜜炙）钱半，人参、甘草（炙）各一钱，白术（土炒）、陈皮（留白）、归身各五分，升麻、柴胡各三分，加姜、枣煎。表虚者，升麻用蜜水炒用。东垣曰：升、柴味薄性阳，能引脾胃清气行于阳道，以资春生之和；又引参、芪、甘草上行，充实腠理，使卫外为固。凡补脾胃之药，多以升阳补气名之者，此也。<u>虚劳内伤功独擅，亦治阳虚外感因。</u>虚人感冒，不任发散者，此方可以代之，或加辛散药。木香苍术易归术，调中益气畅脾神。除当归、白术，加木香、苍术，名调中益气汤。前方加白芍、五味子，发中有收，亦名调中益气汤，俱李东垣方。

乌药顺气汤　中气

乌药顺气汤（严用和）芎芷姜，橘红枳桔及麻黄。僵蚕炙草姜煎服，中气厥逆此方详。厥逆痰塞，口噤脉伏，身温为中风，身冷为中气。中风多痰涎，中气无痰涎，以此为辨。许学士云：中气之证，不可作中风治。喻嘉言曰：中风证多挟中气。乌药、橘红各二钱，川芎、白芷、枳壳、桔梗、麻黄各一钱，僵蚕（去丝、嘴炒）、炮姜、炙草各五分，加姜、枣煎。麻、梗、芎、芷发汗散寒，以顺表气；乌、姜、陈、枳行气祛痰，以顺里气。加僵蚕清化消风，甘草协和诸药。古云：气顺则风散，风邪卒中，当先治标也。

越鞠丸　六郁

越鞠丸丹溪治六般郁，气血痰火湿食因此六郁也。芎苍香附兼栀曲，气畅郁舒痛闷伸。吴鹤皋曰：香附开气郁，苍术燥湿郁，抚芎调血郁，栀子清火郁，神曲消食郁，各等分，曲糊为丸。又湿郁加茯苓、白芷，火郁加青黛，痰郁加星、夏、瓜蒌、海石，血郁加桃仁、红花，气郁加木香、槟榔，食郁加麦芽、山楂，挟寒加吴茱萸。又六郁汤苍芎附，甘苓橘半栀砂仁。苍术、川芎、香附、甘草、茯苓、橘红、半夏、栀子、砂仁，此前方加味，兼治痰郁，看六郁中之重者为君，余药听证加减用之。

苏子降气汤　降气行痰

苏子降气汤（《局方》）橘半归，前胡桂朴草姜依。

下虚上盛痰嗽喘，亦有加参贵合机。苏子、橘红、半夏、当归、前胡、厚朴（姜汁炒）各一钱，肉桂、炙甘草各五分，加姜煎。一方无桂加沉香。苏子、前胡、橘红、半夏降气行痰，气行则痰行也。数药兼能发表，加当归和血，甘草缓中，下虚上盛，故又用官桂引火归元。如气虚者亦有加人参、五味者。

四七汤　　*开郁化痰*

四七汤《三因》理七情气七气，寒、热、喜、怒、忧、愁、恚也，亦名七气汤，半夏厚朴茯苓苏。半夏（姜汁炒）五钱，厚朴（姜汁炒）三钱，茯苓四钱，紫苏二钱。郁虽由乎气，亦多挟湿挟痰，故以半夏、厚朴除痰散满，茯苓、苏叶利湿宽中。湿去痰行，郁自除矣。姜枣煎之舒郁结，痰涎呕痛尽能舒。又有《局方》名四七汤，参桂夏草妙更殊。人参、官桂、半夏各一钱，甘草五分，加姜煎。人参补气，官桂平肝，姜半夏祛痰，甘草和中，并不用利气之药。汤名四七者，以四味治人之七情也。

四磨汤　　*七情气逆*

四磨汤（严氏）亦治七情侵，人参乌药及槟沉。人参、乌药、槟榔、沉香等分。气逆，故以乌药、槟榔而顺之。加参者，恐伤其气也。浓磨煎服调逆气，实者枳壳易人参。去参加入木香枳，五磨饮子白酒斟。白酒磨服，治暴怒卒死，名气厥。

代赭旋覆汤　痞硬噫气

代赭旋覆汤（仲景）用人参，半夏甘姜大枣临。重以镇逆咸软痞，痞鞕音硬噫音爱气力能禁。赭石一两，参二两，旋覆、甘草各三两，半夏半升，生姜五两，枣十二枚。旋覆之咸以软坚，赭石之重以镇逆，姜、夏之辛以散虚痞，参、甘、大枣之甘以补胃弱。

绀珠正气天香散　顺气调经

绀珠正气天香散，香附干姜苏叶陈。乌药舒郁兼除痛，气行血行自经匀。香附八钱，乌药二钱，陈皮、苏叶各一钱，干姜五分，每服五六钱。乌、陈入气分而理气，香、苏入血分而利气，干姜兼入气血，用辛温以顺气平肝，气行则血行，经自调而痛自止矣。

橘皮竹茹汤　胃虚呃逆

橘皮竹茹汤治呕呃，参甘半夏枇杷麦。赤茯再加姜枣煎，方由《金匮》此加辟。《金匮》方。橘皮、竹茹各二两，人参一两，甘草五两，生姜半斤，枣三十枚，名橘皮竹茹汤。治哕逆，即呃逆也。后人加半夏、麦冬、赤茯苓、枇杷叶。呃逆由胃火上冲，肝胆之火助之，肺金之气不得下降也。竹茹、麦冬、枇杷叶清肺和胃而降气，肺金清则肝木自平矣。二陈降痰逆，赤茯泻心火，生姜呕家圣药，久病虚羸，故以参、甘、大枣扶其胃气。

丁香柿蒂汤　病后寒呃

丁香柿蒂汤（严氏）人参姜，呃逆因寒中气戕。丁香、柿蒂各二钱，人参一钱，生姜五片。《济生》香蒂仅二味亦名丁香柿蒂汤，加姜煎。古方单用柿蒂，取其苦温降气；《济生》加丁香、生姜，取其开郁散痰；加参者，扶其胃气也，或加竹橘用皆良加竹茹、橘红，名丁香柿蒂竹茹汤，治同。

定喘汤　哮喘

定喘汤白果与麻黄，款冬半夏白皮汤。苏杏黄芩兼甘草，肺寒膈热喘哮尝。白果（炒黄）三十枚，麻黄、半夏（姜制）、款冬各三钱，桑皮（蜜炙）、苏子各二钱，杏仁、黄芩各钱半，甘草一钱，加姜煎。麻黄、杏仁、桑皮、甘草散表寒而清肺气，款冬温润，白果收涩，定喘而清金，黄芩清热，苏子降气，半夏燥痰，共成散寒疏壅之功。

理血之剂（十三首）

四物汤　养血通剂

四物汤（《局方》）地芍与归芎，血家百病此方通。当归（酒洗）、生地各三钱，白芍二钱，川芎钱半。当归辛、苦、甘温，入心脾，主血为君；生地甘寒，入心肾，滋血为臣；芍药酸寒，入肝脾，敛阴为佐；川芎辛温，通行血中之气为使。八珍汤合入四君子参、术、苓、草，气血双疗功独崇。四君补气，四物补血。再加黄芪与肉桂加黄芪助阳固卫，加肉桂引火归元，十全大补汤补方雄补方之首。十全除却芪地草除生地、黄芪、甘草，加粟米百粒煎之名胃风汤（张元素），治风客肠胃、飧泄完谷及癥瘕牙闭。

人参养荣汤　补血养气

人参养荣汤即十全汤，见前四物下，除却川芎五味联。陈皮远志加姜枣，脾肺气血补方先。即十全大补汤除川芎，加五味、陈皮、远志。薛立斋曰：气血两虚，变生诸证，不问脉病，但服此汤，诸证悉退。

归脾汤　　*引血归脾*

归脾汤《济生》用术参芪，归草茯神远志随。酸枣木香龙眼肉，煎加姜枣益心脾。怔忡健忘俱可却，肠风崩漏总能医。人参、白术（土炒）、茯神、枣仁、龙眼肉各二钱，黄芪（蜜炙）钱半，当归（酒洗）、远志各一钱，木香、甘草（炙）各八分。血不归脾则妄行，参、芪、甘、术之甘温以补脾，志、茯、枣仁、龙眼之甘温、酸苦以补心，当归养血，木香调气，气壮则自能摄血矣。

养心汤　　*补血宁心*

养心汤用草芪参，二茯芎归柏子寻。夏曲远志兼桂味，再加酸枣总宁心。黄芪（蜜炙）、茯苓、茯神、川芎、当归（酒洗）、半夏曲各一两，甘草（炙）一钱，人参、柏子仁（去油）、肉桂、五味子、远志、枣仁（炒）各二钱半，每服五钱。参、芪补心气，芎、归养心血，二茯、柏仁、远志泄心热而宁心神，五味、枣仁收心气之散越，半夏去扰心之痰涎，甘草补土以培心子，赤桂引药以达心经。

当归四逆汤　　*益血复脉*

当归四逆汤（仲景）桂枝芍，细辛甘草木通着。再
加大枣治阴厥，脉细阳虚由血弱。当归、桂枝、芍药、细
辛各二两，甘草（炙）、木通各二两，枣二十五枚。成
氏曰：通脉者，必先入心补血，当归之苦以助心血。心苦
缓，急食酸以收之，芍药之酸，以收心气。肝苦急，急食
甘以缓之，甘草、大枣、木通以缓阴血。内有久寒加姜萸
素有久寒者，加吴茱萸二升，生姜半斤，酒煎，名四逆加
吴茱萸生姜汤（仲景），发表温中通脉络。桂枝散表风，
吴茱萸、姜、细辛温经，当归、木通通经复脉。不用附子
及干姜，助阳过剂阴反灼。姜附四逆在于回阳，当归四逆
在于益血复脉，故虽内有久寒，只加生姜、吴茱萸，不用
干姜、附子，恐反灼其阴也。

桃仁承气汤　　*膀胱蓄血*

桃仁承气汤（仲景）五般奇，甘草硝黄并桂枝。桃
仁（去皮尖研）五十枚，大黄四两，芒硝、桂枝、甘草各
二两。硝、黄、甘草，调胃承气也。热甚搏血，故加桃仁
润燥缓肝；表证未除，故加桂枝调经解表。热结膀胱小腹

胀，如狂蓄血最相宜。小腹胀而小便自利，知为蓄血，下焦蓄血发热，故如狂。

犀角地黄汤　　胃热吐衄

犀角地黄汤芍药丹生地半两，白芍一两，丹皮、犀角二钱半，每服五钱，血升胃热火邪干。斑黄阳毒皆堪治犀角大寒，解胃热而清心火；芍药酸寒，和阴血而散肝火；丹皮苦寒，散血中之伏火；生地大寒，凉血而滋水，以其平诸药之僭逆也，或益柴芩总伐肝因怒致血者，加柴胡、黄芩。

咳血方　　咳嗽痰血

咳血方丹溪中诃子收，瓜蒌海石山栀投。青黛蜜丸口嚼化，咳嗽痰血服之瘳。诃子（煨取肉）、瓜蒌仁（去油）、海石（去砂）、栀子（炒黑）、青黛（水飞）等分，蜜丸，嗽甚加杏仁。青黛清肝泻火，栀子清肺凉心，瓜蒌润燥滑痰，海石软坚止嗽，诃子敛肺定喘。不用血药者，火退而自止也。

秦艽白术丸　　血痔便秘

东垣秦艽白术丸，归尾桃仁枳实攒。地榆泽泻皂角子，糊丸血痔便艰难。大肠燥结，故便难。秦艽、白术、归尾（酒洗）、桃仁（研）、地榆各一两，枳实（麸炒）、泽泻、皂角子（烧存性）各五钱，糊丸。归尾、桃仁以活血，秦艽、皂子以润燥，枳实泄胃热，泽泻泻湿邪，地榆以破血止血，白术以燥湿益气。仍有苍术防风剂，润血疏风燥湿安。本方除白术、当归、地榆，加苍术、防风、大黄、黄柏、槟榔，名秦艽苍术汤。除枳实、皂角、地榆，加防风、升麻、柴胡、陈皮、炙甘草、黄柏、大黄、红花，名秦艽除风汤。治并同。

槐花散　便血

槐花散用治肠风，侧柏叶黑荆芥枳壳充。为末等分米饮下，宽肠凉血逐风功。槐花、柏叶凉血，枳壳宽肠，荆芥理血疏风。

小蓟饮子　血淋

小蓟饮子藕节蒲黄炒黑，木通滑石生地裹。归草当归、甘草黑栀淡竹叶等分煎服，血淋热结服之良。小蓟、藕节散瘀血，生地凉血，蒲黄止血，木通泻心火达小肠，栀子散郁火出膀胱，竹叶清肺凉心，滑石泻热利窍，当归引血归经，甘草和中调气。

四生丸　　*血热妄行*

四生丸《济生》用三般叶，侧柏艾荷生地协侧柏叶、艾叶、荷叶、生地黄。等分生捣如泥煎，血热妄行止衄惬。侧柏、生地补阴凉血，荷叶散瘀血、留好血，艾叶生者性温，理气止血。

复元活血汤　　*损伤积血*

复元活血汤《发明》柴胡，花粉当归山甲俱。桃仁红花大黄草，损伤瘀血酒煎祛。柴胡五钱，花粉、当归、穿山甲（炮）、甘草、红花各二钱，桃仁五十枚（去皮尖研），大黄一两，每服一两，酒煎。血积必于两胁，属肝胆经，故以柴胡引用为君，以当归活血脉，以甘草缓其急，以大黄、桃仁、红花、山甲、花粉破血润血。

祛风之剂（十二首）

小续命汤　　*风痉通剂*

小续命汤《千金》桂附芎，麻黄参芍杏防风。黄芩防己兼甘草，六经风中此方通。通治六经中风，㖞邪不遂，语言謇涩，及刚柔二痉，亦治厥阴风湿。防风一钱二分，桂枝、麻黄、人参、白芍（酒炒）、杏仁（炒研）、川芎（酒洗）、黄芩（酒炒）、防己、甘草（炙）各八分，附子四分，姜、枣煎。麻黄、杏仁，麻黄汤也，治寒；桂枝、芍药，桂枝汤也，治风。参、草补气，芎、芍养血，防风治风淫，防己治湿淫，附子治寒淫，黄芩治热淫，故为治风套剂。刘宗厚曰：此方无分经络，不辨寒热虚实，虽多，亦奚以为？昂按：此方今人罕用，然古今风方，多从此方损益为治。

大秦艽汤　　搜风活血降火

　　大秦艽汤《机要》羌活防，芎芷辛芩二地黄。石膏归芍芩甘术，风邪散见可通尝。治中风，风邪散见，不拘一经者。秦艽、石膏各三两，羌活、独活、防风、川芎、白芷、黄芩（酒炒）、生地（酒洗）、熟地、当归（酒洗）、茯苓、白芍（酒炒）、甘草（炙）、白术（土炒）各一两，细辛五钱，每服一两。刘宗厚曰：秦艽汤、愈风汤，虽有补血之药，而行经散风之剂居其大半，将何以养血而益筋骨也？昂按：治风有三法，解表、攻里、行中道也。初中必挟外感，故用风药解表散寒，而用血药、气药调里，活血降火也。

三生饮　卒中痰厥

三生饮《局方》用乌附星，三皆生用木香听。生南星一两，生川乌、附子（去皮）各五钱，木香二钱。加参对半扶元气每服一两，加参一两，卒中痰迷服此灵。乌、附燥热，行经逐寒；南星辛烈，除痰散风。重用人参以扶元气，少佐木香以行逆气。《医贯》曰：此行经散痰之剂，斩关擒王之将，宜急用之。凡中风口闭为心绝，手撒为脾绝，眼合为肝绝，遗尿为肾绝，鼻鼾为肺绝。吐沫直视，发直头摇，面赤如朱，汗坠如珠者，皆不治。若服此汤，间有生者。星香散亦治卒中，体肥不渴邪在经。中藏、中府者重，中经者稍轻。胆星八钱散痰，木香二钱行气，为末服。《易简》方加姜煎服，名星香散。

地黄饮子　喑厥风痱

地黄饮子河间山茱斛，麦味菖蒲远志茯。苁蓉桂附巴戟天，少入薄荷姜枣服。熟地、山萸肉、石斛、麦冬、五味、石菖蒲、远志、茯苓、肉苁蓉、官桂、附子（炮）、巴戟天等分，每服五钱，加薄荷少许煎。喑厥风痱能治之，口噤身疼为喑厥，四肢不收为风痱，火归水中水生木。熟地以滋根本之阴，桂、附、苁蓉、巴戟以返真元之火，山茱、石斛平胃温肝，志、苓、菖蒲补心通肾，麦、味保肺以滋水源，水火既交，风火自息矣。刘河间曰：中风，非外中之风，良由将息失宜，心火暴甚，肾水虚衰，不能制之，故卒倒无知也。治宜和脏腑，通经络，便是治风。《医贯》曰：痰涎上涌者，水不归元也；面赤烦渴者，火不归元也。惟桂、附能引火归元，火归水中，则水能生木，木不生风，而风自息矣。

独活汤　　瘈疭昏愦

独活汤丹溪中羌独防，芎归辛桂参夏菖。茯神远志白薇草，瘈疭音炽纵昏愦力能匡。羌活、独活、防风、当归、川芎、细辛、桂心、人参、半夏、菖蒲、茯神、远志、白薇各五钱，甘草（炙）二钱半，每服一两，加姜、枣煎。肝属风而主筋，故瘈疭为肝邪。二活、防风治风，辛、桂温经，半夏除痰，芎、归和血，血活则风散也。肝移热于心则昏愦。人参补心气，菖蒲开心窍，茯神、远志安心，白薇退热止风。风静火息，血活神宁，瘈疭自已矣。

顺风匀气散　　喎僻偏枯

顺风匀气散术乌沉，白芷天麻苏叶参。木瓜甘草青皮合，喎僻偏枯口舌暗。口眼喎斜，偏枯不遂，皆由宗气不能周于一身。白术二钱，乌药钱半，天麻、人参各五分，苏叶、白芷、木瓜、青皮、甘草（炙）、沉香（磨）各三分，加姜煎。天麻、苏、芷以疏风气，乌药、青、沉以行滞气，参、术、炙草以补正气，气匀则风顺矣。木瓜伸筋，能于土中泻木。

上中下通用痛风方　　上中下痛风

黄柏苍术天南星，桂枝横行防己下行及威灵仙，上下行。桃仁红花龙胆草下行，羌芷上行川芎上下行神曲停。痛风湿热与痰血，上中下通用之听。黄柏（酒炒）、苍术（泔浸）、南星（姜制）各二两，防己、桃仁（去皮尖）、胆草、白芷、川芎、神曲（炒）各一两，桂枝、威灵仙、红花、羌活各二钱半，曲糊丸，名上中下通用痛风方（丹溪）。黄柏清热，苍术燥湿，龙胆泻火，防己利水，四者治湿与热。桃仁、红花活血祛瘀，川芎血中气药，南星散风燥痰，四者活血与痰。羌活去百节风，白芷去头面风，桂枝、威灵去臂胫风，四者所以治风。加神曲者，消中焦陈积之气也。症不兼者，加减为治。

独活寄生汤　　风寒湿痹

独活寄生汤（《千金》）艽防辛，芎归地芍桂苓均。

杜仲牛膝人参草，冷风顽痹屈能伸。独活、桑寄生、秦
艽、防风、细辛、川芎（酒洗）、当归（酒洗）、白芍
（酒炒）、熟地、桂心、茯苓、杜仲（姜汁炒断丝）、牛
膝、人参、甘草等分，每服四钱。若去寄生加芪续黄芪、
续断，汤名三痹古方珍。名三痹汤，治风寒湿三痹。喻嘉
言曰：此方用参芪四物一派补药，加艽、防胜风湿，桂、
辛胜寒，细辛、独活通肾气，凡治三气袭虚成痹者，宜准
诸此。

消风散　　消风散热

消风散内羌防荆，芎朴参苓陈草并。僵蚕蝉蜕藿
香入，为末茶调或酒行。头痛目昏项背急，顽麻瘾疹服
之清。人参、防风、茯苓、川芎、羌活、僵蚕（炒）、
蝉蜕、藿香各二两，荆芥、厚朴（姜汁炒）、陈皮（去
白）、甘草（炙）各五钱，每服三钱，茶调下。疮癣，酒
下。羌、防、芎、荆治头目、项背之风，僵蚕、蝉蜕散咽
膈、皮肤之风，藿香、厚朴去恶散满，参、苓、甘、橘辅
正调中。

川芎茶调散　　头目风热

川芎茶调散《局方》荆防，辛芷薄荷甘草羌。目昏

鼻塞风攻上，正偏头痛悉平康。薄荷三钱，川芎、荆芥各四钱，防风钱半，细辛一钱，羌活、白芷、甘草（炙）各二钱，为末，每服三钱，茶调下。羌活治太阳头痛，白芷治阳明头痛，川芎治少阳、厥阴头痛，细辛治少阴头痛，防风为风药卒徒，薄荷、荆芥散风热而清头目。以风热上攻，宜于升散，巅顶之上，惟风药可到也。加甘草以缓中，加茶调以清降。方内若加僵蚕菊，菊花茶调散用亦臧。菊花清头目，僵蚕去风痰。

青空膏　　风湿头风

青空膏（东垣）芎草柴芩连，羌防升之入顶巅。为末茶调如膏服，正偏头痛一时蠲。川芎五钱，甘草（炙）两半，柴胡七钱，黄芩（酒炒）、黄连（酒炒）、羌活、防风各一两，每服三钱。风寒湿热上攻头脑则痛，头两旁属少阳，偏头痛属少阳相火。芩、连苦寒，以羌、防、芎、柴升之，则能去湿热于高巅之上矣。

人参荆芥散　　妇人血风劳

人参荆芥散《妇宝》熟地，防风柴枳芎归比。酸枣鳖羚桂术甘，血风劳作风虚治。血脉空疏，乃感风邪，寒热盗汗，久渐成劳。人参、荆芥、熟地、柴胡、枳壳、枣仁

（炒）、鳖甲（童便炙）、羚羊角、白术各五分，防风、甘草（炙）、当归、川芎、桂心各三分，加姜煎。荆、防、柴、羚以疏风平木，地黄、鳖甲以退热滋阴，芎、归、桂枝以止痛调经，参、术、炙草、枣仁以敛汗补虚，除烦进食。

祛寒之剂（十二首）

理中汤　　寒客中焦

理中汤仲景主理中乡仲景曰：理中者，理中焦，甘草人参术黑姜。白术（土炒）二两，人参、干姜（炮）、甘草（炙）各一两。治太阴厥逆，自利不渴，脉沉无力。人参利气益脾为君，白术健脾燥湿为臣，甘草和中补土为佐，干姜温胃散寒为使。呕利腹痛阴寒盛，或加附子总扶阳名附子理中汤。

真武汤　　壮肾阳

真武汤仲景壮肾中阳，茯苓术芍附生姜附子一枚（炮），白术二两（炒），茯苓、白芍（炒）、生姜各三两。少阴腹痛有水气，悸眩睸惕保安康。中有水气，故心悸头眩；汗多亡阳，故肉睸筋惕。睸：音纯，动貌。苓、术补土利水，以疗悸眩；姜、附回阳益火，以逐虚寒；芍药敛阴和营，以止腹痛。真武，北方水神。肾中火足，水乃归元。此方补肾之阳，壮火而利水，故名。

四逆汤　　阴证厥逆

四逆汤仲景中姜附草，三阴厥逆太阳沉。附子一枚（生用），干姜一两，甘草（炙）二两，冷服。专治三阴厥逆，太阳初证脉沉亦用之。或益姜葱参芍桔，通阳复脉力能任音仁。面赤，格阳于上也，加葱白通阳；腹痛，加白芍和阴；咽痛，加桔梗利咽；利止脉不出，加人参补气复脉；呕吐，加生姜以散逆气。

白通加人尿猪胆汁汤　　阴盛格阳

白通加人尿猪胆汁汤（仲景）。尿，音鸟，去声，小便也。俗读平声，非，干姜附子兼葱白附子一枚（炮），干姜一两，葱白四茎，此白通汤也。葱白以通阳气，姜、附以散阴寒，加人尿五合，猪胆汁一合。热因寒用妙义深，阴盛格阳厥无脉。阴寒内盛，格阳于外，故厥热无脉，纯与热药，则寒气格拒，不得达入，故于热剂中加尿汁，寒药以为引用，使得入阴而回阳也。

吴茱萸汤　吐利寒厥

吴茱萸汤仲景人参枣，重用生姜温胃好。阳明寒呕太阳热呕忌用少阴下利，厥阴头痛皆能保。吴茱萸一升（炮），人参三两，生姜六两，枣十二枚。姜、茱、参、枣，补土散寒。茱萸辛热，能入厥阴，治肝气上逆而致呕利腹痛。

益元汤　戴阳烦躁

益元汤（《活人》）艾附与干姜，麦味知连参草将。附子（炮）、艾叶、干姜、麦冬、五味子、知母、黄连、人参、甘草。艾叶辛热，能回阳。姜枣葱煎入童便冷服，内寒外热名戴阳。此乃阴盛格阳之证，面赤身热，不烦而躁，但饮水不入口，为外热内寒。此汤姜、附加知、连，与白通加人尿、猪胆汁同义，乃热因寒药为引用也。按：内热曰烦，为有根之火；外热曰躁，为无根之火。故但躁不烦及先躁后烦者，皆不治。

回阳救急汤　三阴寒逆

回阳救急汤，节庵曰：即四逆汤用六君，桂附干姜五味群。附子（炮）、干姜、肉桂、人参各五分，白术、茯苓各一钱，半夏、陈皮各七分，甘草三分，五味九粒，姜煎。加麝三厘或猪胆汁，三阴寒厥见奇勋。姜、桂、附子祛其阴寒。六君温补，助其阳气。五味、人参以生其脉。加麝香者，以通其窍；加胆汁者，热因寒用也。

四神丸　　肾虚脾泻

　　四神丸故纸吴茱萸，肉蔻五味四般须。大枣百枚姜八两破故纸四两（酒浸炒），吴茱萸一两（盐水炒），肉豆蔻三两（面裹煨），五味子三两（炒），枣、生姜同煎。枣烂即去姜，捣枣肉为丸，临卧盐汤下，若早服，不能敌一夜之阴寒也，五更肾泻火衰扶。由肾命火衰，不能生脾土，故五更将交阳分，阳虚不能健闭而泄泻，不可专责脾胃也。故纸辛温，能补相火，以通君火，火盛乃能生土；肉豆蔻暖胃固肠，吴茱萸燥脾去湿，五味子补肾涩精，生姜温中，大枣补土，亦以防水也。

厚朴温中汤　　虚寒胀满

　　厚朴温中汤陈草苓，干姜草蔻木香停。煎服加姜治腹痛，虚寒胀满用皆灵。厚朴、陈皮各一钱，甘草、茯苓、草豆蔻、木香各五分，干姜三分，加姜煎。干姜、草蔻辛热以散其寒，陈皮、木香辛温以调其气，厚朴辛温以散满，茯苓甘淡以利湿，甘草甘平以和中。寒散气行，痛胀自已矣。

导气汤　寒疝

寒疝痛用导气汤，川楝茴香与木香。吴茱煎以长流水，散寒通气和小肠。疝，亦名小肠气。川楝四钱，木香二钱，茴香二钱，吴茱萸一钱，汤泡同煎。川楝苦寒，入肝舒筋，能导小肠、膀胱之热从小水下行，为治疝君药；茴香暖胃散寒；吴茱萸温肝燥湿；木香行三焦通气。

疝气方　寒湿疝气

疝气方丹溪用荔枝核，栀子山楂枳壳益。荔枝双结，状类睾丸，能入肝肾，辟寒散滞。栀子泻火利水，枳壳行气破癥，山楂散瘀磨积。睾，音皋，肾子也。再入吴茱暖厥阴疝乃厥阴肝邪，非肾病，以肝脉络阴器也，长流水煎疝痛释。等分，或为末，空心服。

橘核丸　癫疝

橘核丸《济生》中川楝桂，朴实延胡藻带昆。桃仁二木酒糊合，癫疝痛顽盐酒吞。橘核、川楝子、海藻、海带、昆布、桃仁各二两，桂心、厚朴、枳实、延胡索、木通、木香各五钱，酒糊为丸，盐汤或酒下。橘核、木香能入厥阴气分而行气，桃仁、延胡能入厥阴气分而活血，川楝、木通能导小肠、膀胱之湿，官桂能祛肝肾之寒，枳实、厚朴行结水而破宿血，昆布、藻、带寒行水而咸软坚。

祛暑之剂（五首）

三物香薷饮　散暑和脾

　　三物香薷饮（《局方》）豆朴先香薷辛温香散，能入脾肺，发越阳气以散蒸热。厚朴除湿散满，扁豆清暑和脾，若云热盛加黄连名黄连香薷饮，《活人》治中暑热盛，口渴心烦。或加苓草茯苓、甘草名五物香薷饮，利湿去暑木瓜宣加木瓜名六味香薷饮，木瓜、茯苓治湿盛。再加参芪与陈术，兼治中伤十味全。六味加参、芪、陈皮、白术，名十味香薷饮。二香散合入香苏饮五物香薷饮合香苏饮。香附、紫苏、陈皮、苍术，名二香散，治外感内伤，身寒腹胀，仍有藿薷汤香葛汤传。三物香薷饮合藿香正气散，名藿薷汤，治伏暑吐泻；三物香薷饮加葛根，名香葛汤，治暑月伤风。

清暑益气汤　补肺生津，燥湿清热

清暑益气汤（东垣）参草芪，当归麦味青陈皮。曲柏葛根苍白术，升麻泽泻枣姜随。人参、黄芪、甘草（炙）、当归（酒洗）、麦冬、五味、青皮（麸炒）、陈皮（留白）、神曲（炒）、黄柏（酒炒）、葛根、苍术、白术（土炒）、升麻、泽泻，加姜、枣煎。热伤气，参、芪补气敛汗；湿伤脾，二术燥湿强脾。火旺则金病而水衰，故用麦、味保肺生津，黄柏泻火滋水，青皮理气而破滞，当归养血而和阴，曲、草和中而消食，升、葛以升清，泽泻以降浊也。

缩脾饮　温脾清暑

缩脾饮用清暑气，砂仁草果乌梅暨。甘草葛根扁豆加，吐泻烦渴温脾胃。砂仁、草果（煨）、乌梅、甘草（炙）各四两，扁豆（炒研）、葛根各二两。暑必兼湿，而湿属脾土，故用砂仁、草果利气温脾，扁豆解暑渗湿，葛根升阳生津，甘草补土和中，乌梅清热止渴。古人治暑多用温如香薷饮、大顺散之类，暑为阴证此所谓。洁古曰：中热为阳证，为有余；中暑为阴证，为不足。经曰：

脉虚身热，得之伤暑。大顺散杏仁姜桂甘，散寒燥湿斯为贵。先将甘草白砂炒，次入干姜、杏仁炒，合肉桂为末，每服一钱。吴鹤皋曰：此非治暑，乃治暑月饮冷受伤之脾胃耳。

生脉散　保肺复脉

生脉散麦味与人参，保肺清心治暑淫。气少汗多兼口渴，病危脉绝急煎斟。人参五分，麦冬八分，五味子九粒。人参大补肺气，麦冬甘寒润肺，五味酸收敛肺，并能泻火生津。盖心主脉，肺朝百脉，补肺清心，则气充而脉复。将死脉绝者服之，能令复生。夏月火旺烁金，尤宜服之。

六一散　清暑利湿

六一散滑石同甘草，解肌行水兼清燥。统治表里及三焦，热渴暑烦泻痢保。滑石六两，甘草一两，灯心汤下，亦有用姜汤下者。滑石气轻解肌，质重泻火，滑能入窍，淡能行水，故能通治上下表里之湿热，甘草泻火和中，又以缓滑石之寒滑也。益元散碧玉散与鸡苏散，砂黛薄荷加之好。前方加辰砂，名益元散，取其清心；加青黛，名碧玉散，取其凉肝；加薄荷，名鸡苏散，取其散肺也。

利湿之剂（十三首）

五苓散　*行水总剂*

五苓散仲景治太阳府太阳经热传入膀胱府者用之，白术泽泻猪茯苓。膀胱化气添官桂，利便消暑烦渴清。猪苓、茯苓、白术（炒）各十八铢，泽泻一两六铢，桂半两，每服三钱。二苓甘淡利水，泽泻甘咸泻水，能入肺肾而通膀胱，导水以泄火邪。加白术者，补土以制水；加官桂者，气化乃能出也。经曰：膀胱者，州都之官，津液藏焉，气化则能出矣。除桂名为四苓散，无寒但渴服之灵。湿胜则气不得施化，故渴，利其湿则渴自止。猪苓汤仲景除桂与术，加入阿胶滑石停。猪苓、茯苓、泽泻、阿胶、滑石各一两。滑石泻火解肌，最能行水。吴鹤皋曰：以诸药过燥，故加阿胶以存津液。此为和湿兼泻热，黄疸小便闭渴呕宁。五苓治湿胜，猪苓兼热胜。

小半夏加茯苓汤　行水消痞

　　小半夏加茯苓汤仲景，行水散痞有生姜。半夏一升，茯苓三两，生姜半斤。除茯苓，名小半夏汤。加桂除夏治悸厥，茯苓甘草汤名彰。加桂枝、甘草，除半夏，名茯苓甘草汤。仲景治伤寒水气乘心，厥而心下悸者，先治其水，却治其厥。火因水而下行，则眩悸止而痞满治矣。

肾着汤　湿伤腰肾

　　肾着汤《金匮》内用干姜，茯苓甘草白术襄。伤湿身痛与腰冷，亦名甘姜苓术汤。干姜（炮）、茯苓各四两，甘草（炙）、白术（炒）各二两。数药行水补土，此湿邪在经而未入脏腑者。黄芪防己汤（《金匮》）除姜茯，术甘姜枣共煎尝。此治风水与诸湿，身重汗出服之良。黄芪、防己各一两，白术七钱半，甘草（炙）五钱，加姜、枣煎。防己大辛苦寒，通行十二经，开窍行水；黄芪生用达表，白术燥湿强脾，并能止汗。加甘草者，益土所以制水，又以缓防己之峻急也。

舟车丸　燥实阳水

　　舟车丸（河间）牵牛及大黄，遂戟芫花又木香。青皮橘皮加轻粉，燥实阳水却相当。口渴面赤气粗，便秘而肿胀者，为阳水。黑牵牛四两（炒），大黄二两（酒浸），甘遂（面裹煨）、芫花（醋炒）、大戟（面裹煨）、青皮（炒）、橘红各一两，木香五钱，轻粉一钱，水丸。牵牛、大黄、遂、戟、芫花行水厉药，木香、青、陈以行气，少加轻粉以透经络，然非实证不可轻投。

疏凿饮　阳水

疏凿饮槟榔及商陆，苓皮大腹同椒目。赤豆芫羌泻木通，煎益姜皮阳水服。槟榔、商陆、茯苓皮、大腹皮、椒目、赤小豆、秦艽、羌活、泽泻、木通等分，加姜皮、枣煎。艽、羌散湿上升，通、泻泄湿下降，苓、腹、姜皮行水于皮肤，椒、豆、商、槟攻水于腹里，亦上下表里分消之意。

实脾饮　虚寒阴水

实脾饮（严氏）苓术与木瓜，甘草木香大腹加。草蔻附姜兼厚朴，虚寒阴水效堪夸。便利不渴而肿胀者，为阴水。茯苓、白术（土炒）、木瓜、甘草、木香、大腹皮、草豆蔻（煨）、附子（炮）、黑姜、厚朴（炒），加姜、枣煎。脾虚，补以苓、术、甘草；脾寒，温以蔻、附、黑姜；脾湿，利以茯苓、大腹皮；脾滞，导以厚朴、木香。

又土之不足，由于木之有余，木瓜、木香皆能平肝泻木，使木不克土而脾和，则土能制水而脾实矣。经曰：湿胜则地泥。实土正所以制水也。

五皮饮　脾虚肤肿

五皮饮《澹寮》用五般皮，陈茯姜桑大腹奇。陈皮、茯苓皮、姜皮、桑白皮、大腹皮。或用五加皮易桑白，脾虚肤胀此方司。脾不能为胃行其津液，故水肿。半身以上，宜汗；半身以下，宜利小便。此方于泻水之中，仍寓调补之意。皆用皮者，水溢皮肤，以皮行皮也。

羌活胜湿汤　湿气在表

羌活胜湿汤（《局方》）羌独芎，甘蔓藁木与防风。湿气在表头腰重痛，发汗升阳有异功。风能胜湿升能降气升则水自降，不与行水渗湿同。湿气在表宜汗，又风能胜湿，故用风药上升，使湿从汗散。羌活、独活各一钱，川芎、甘草（炙）、藁本、防风各五分，蔓荆子三分。如有寒湿，加附子、防己。若除独活芎蔓草，除湿汤升麻苍术充。除独活、川芎、蔓荆、甘草，加升麻、苍术，名羌活除湿汤，治风湿身痛。

大橘皮汤　水肿泄泻

大橘皮汤治湿热，五苓六一二方缀。陈皮木香槟榔增，能消水肿及泄泻。用五苓散，赤茯苓一钱，猪苓、泽泻、白术、桂各五分；用六一散，滑石六钱，甘草一钱。加陈皮钱半，木香、槟榔各三分，每服五钱，加姜煎。小肠之水并入大肠，致小肠不利而大便泄泻。二散皆行水泻热之药，加槟榔峻下，陈皮、木香理气，以利小便而实大便也。水肿亦湿热为病，故皆治之。

茵陈蒿汤　黄疸

茵陈蒿汤仲景治疸黄，阴阳寒热细推详。阳黄大黄栀子入瘀热在里，口渴便闭，身如橘色，脉沉实者，为阳黄。茵陈六两，大黄二两（酒浸），栀子十四枚。茵陈发汗利水，能泄太阴、阳明之湿热，栀子导湿热出小便，大黄导湿出大便，阴黄附子与干姜以茵陈为主，如寒湿阴黄，色暗便溏者，除栀子、大黄，加干姜、附子以燥湿散寒。亦有不用茵陈者，仲景柏皮栀子汤。黄柏二两，栀子五十枚，甘草一两。按：阳黄，胃有瘀热者，宜下之。如发热者，则势外出而不内入，不必汗下，惟用栀子、黄柏，清热利湿以和解之。若小便利，色白无热者，仲景作虚劳治，用小建中汤。

八正散　　*淋痛尿血*

八正散（《局方》）木通与车前，萹蓄大黄滑石研。甘草梢瞿麦兼栀子，煎加灯草痛淋镯。一方有木香，治湿热下注，口渴咽干，淋痛尿血，小腹急满。木通、灯草、瞿麦降心火入小肠，车前清肝火入膀胱，栀子泻三焦郁火，大黄、滑石泻火利水之捷药，萹蓄利便通淋，草梢入茎止痛。虽治下焦，而不专于治下，必三焦通利，水乃下行也。

萆薢分清饮　　*肾淋白浊*

萆薢分清饮石菖蒲，甘草梢乌药益智俱。甘草梢减半，余药等分。或益茯苓盐煎服加盐少许，通心固肾浊精驱遗精、白浊。萆薢能泄厥阴、阳明湿热，去浊分清，乌药疏逆气而止便数，益智固脾胃而开郁结，石菖蒲开九窍而通心，甘草梢达肾茎而止痛，使湿热去而心肾通，则气化行而淋浊止矣。以此疏泄为禁止者也。缩泉丸益智同乌药等分，山药为糊丸便数需盐汤下，治便数遗尿。

当归拈痛汤　　*湿气疮疡*

当归拈痛汤（东垣）羌防升，猪泽茵陈芩葛朋。二术苦参知母草，疮疡湿热服皆应。当归（酒洗）、羌活、防风、升麻、猪苓、泽泻、茵陈、黄芩（酒炒）、葛根、苍术、白术（土炒）、苦参、知母（并酒炒）、甘草（炙）。羌活通关节，防风散留湿，苦参、黄芩、茵陈、知母以泄湿热，当归以和气血，升、葛助阳而升清，苓、泻泻湿降浊，参、甘、二术补正固中，使苦寒不伤胃，疏泄不损气也。刘宗厚曰：此方东垣本治湿热脚气，后人用治诸疮，甚验。

润燥之剂（十三首）

炙甘草汤　虚劳肺痿

炙甘草汤仲景参姜桂，麦冬生地大麻仁。大枣阿胶加酒服，虚劳肺痿效如神。甘草（炙）、人参、生姜、桂枝各三两，阿胶（蛤粉炒）二两，生地一斤，麦冬、麻仁（研）各半斤，枣十二枚，水、酒各半煎。仲景治伤寒脉结代，心动悸及肺痿唾多。《千金翼》用治虚劳，《宝鉴》用治呃逆，《外台》用治肺痿。参、草、麦冬益气复脉，阿胶、生地补血养阴，枣、麻润滑以缓脾胃，姜、桂辛温以散余邪。

滋燥养荣汤　血虚风燥

滋燥养荣汤两地黄，芩甘归芍及艽防芫、防风药润剂。爪枯肤燥兼风秘，火燥金伤血液亡。当归（酒洗）二钱，生地、熟地、白芍（炒）、黄芩（酒炒）、秦艽各一钱，防风、甘草各五分。

活血润燥生津饮　内燥血枯

活血润燥生津饮丹溪，二冬熟地兼瓜蒌。桃仁红花及归芍，利秘通幽善泽枯。熟地、当归、白芍各一钱，天冬、麦冬、瓜蒌各八分，桃仁（研）、红花各五分。

韭汁牛乳饮　反胃噎膈

韭汁牛乳饮（丹溪）反胃滋，养荣散瘀润肠奇。五汁安中饮（张任候）姜梨藕，三般加入用随宜。牛乳半斤，韭菜汁少许，滚汤顿服，名韭汁牛乳饮。牛乳六分，韭汁、姜汁、藕汁、梨汁各一分，和服，名五汁安中饮。并治噎膈反胃。噎膈，由火盛血枯，或有瘀血寒痰，阻滞胃口，故食入反出也。牛乳润燥养血为君，韭汁、藕汁消瘀益胃，姜汁温胃散痰，梨汁消痰降火，审证用之，或加陈酒亦佳，以酒乃米汁也。

润肠丸　风秘血秘

润肠丸东垣用归尾羌，桃仁麻仁及大黄。归尾、羌活、大黄各五钱，桃仁、火麻仁各一两，蜜丸。归尾、桃仁润燥活血，羌活散火搜风，大黄破结通幽，麻仁滑肠利窍。或加芜防皂角子风湿加秦艽、防风、皂角子（烧存性研）。皂角子得湿则滑，善通便秘，艽、防治风，风秘血秘善通肠风燥、血燥致大便秘。

通幽汤　噎塞便秘

通幽汤东垣中二地俱，桃仁红花归草濡。升麻升清以降浊清阳不升，则浊阴不降，故大便不通。生地、熟地各五分，桃仁（研）、红花、当归身、甘草（炙）、升麻各一钱，噎塞便秘此方需。有加麻仁大黄者，当归润肠汤名殊。上药皆润燥通肠。

搜风顺气丸　风秘肠风

搜风顺气丸大黄蒸，郁李麻仁山药增。防独车前及槟枳，菟丝牛膝山茱仍。中风风秘及气秘，肠风下血总堪凭。大黄（九蒸九晒）五两，火麻仁、郁李仁（去皮）、山药（酒蒸）、车前子、牛膝（酒蒸）、山萸肉各三两，菟丝子（酒浸）、防风、独活、槟榔、枳壳（麸炒）各一

两，蜜丸。防、独润肾搜风，槟、枳顺气破滞，大黄经蒸
晒则性稍和缓，同二仁滑利，润燥通幽。牛膝、车前下
行利水，加山药、山萸肉、菟丝子固本益阳，不使过于
攻散也。

消渴方　　胃热消渴

消渴方丹溪中花粉连，藕汁生地汁牛乳研。粉、连研
末，诸汁调服。或加姜汁蜜为膏服，泻火生津益血痊。黄
连泻心火，生地滋肾水，藕汁益胃，花粉生津，牛乳润燥
益血。

白茯苓丸　　肾消

白茯苓丸治肾消，花粉黄连草薢调。二参熟地覆盆
子，石斛蛇床胰胲要。音皮鸥，即鸡胚皮也。茯苓、花
粉、黄连、草薢、人参、玄参、熟地黄、覆盆子各一两，
石斛、蛇床子各七钱半，鸡胚皮三十具（微炒），蜜丸，
磁石汤下。黄连降心火，石斛平胃热，熟地、玄参生肾
水，覆盆、蛇床固肾精，人参补气，花粉生津，茯苓交
心肾，草薢利湿热，胰胲治膈消，磁石色黑属水，假之
入肾也。

猪肾荠苨汤　　*解毒治肾消*

猪肾荠苨汤（《千金》）参茯神，知芩葛草石膏因。磁石天花同黑豆，强中消渴此方珍。下消之证，茎长兴盛，不交精出，名强中。缘服邪术热药而毒盛也。猪肾一具，大豆一升，荠苨、人参、石膏各三两，磁石（绵裹）、茯神、知母、黄芩、葛根、甘草、花粉各二两，先煮豆、肾，去渣，以药分三服。知、芩、石膏以泻邪火，人参、甘草以固正气，葛根、花粉以生津，荠苨、黑豆最能解毒，磁石、猪肾引之入肾也。

地黄饮子　　*消渴烦躁*

地黄饮子《易简》参芪草，二地二冬枇斛参。泽泻枳实疏二府，躁烦消渴血枯含。人参、黄芪、甘草（炙）、天冬、麦冬、生地、枇杷叶（蜜炙）、石斛、泽泻、枳实（麸炒），每服二钱。参、芪、甘草以补其气，气能生水，二地、二冬以润其燥，润能益血，石斛平胃，枇杷降气，泽泻泻膀胱之火，枳实泻大肠之滞，使二府清，则心、肺二藏之气得以下降，而渴自止。

酥蜜膏酒　　*气乏声嘶*

酥蜜膏酒《千金》用饴糖，二汁百部及生姜。杏枣补脾兼润肺，声嘶气惫酒温尝。酥蜜、饴糖、枣肉、杏仁（细研）、百部汁、生姜汁，共煎一炊，久如膏，温酒细细咽服之。

清燥汤　燥金受湿热之邪

清燥汤（东垣）二术与黄芪，参苓连柏草陈皮。猪泽升柴五味曲，麦冬归地痿方推。治肺金受湿热之邪，痿躄喘促，口干便赤。黄芪钱半，苍术（炒）一钱，白术（炒）、陈皮、泽泻各五分，人参、茯苓、升麻各三分，当归（酒洗）、生地、麦冬、甘草（炙）、神曲（炒）、黄柏（酒炒）、猪苓各二分，柴胡、黄连（炒）各一分，五味九粒，煎。肺为辛金，主气；大肠为庚金，主津。燥金受湿热之邪，则寒水生化源绝，而痿躄喘渴诸症作矣。参、芪、苓、术、陈、草补土以生金，麦、味保金而生水，连、柏、归、地泻火滋阴，猪、泽、升、柴升清降浊，则燥金肃清，水出高原，而诸病平矣。此方不尽润药，因有清燥二字，故附记于此。然东垣所云清燥者，盖指肺与大肠为燥金也。

泻火之剂（二十七首）

黄连解毒汤　　三焦实热

黄连解毒汤毒，即火热也四味，黄柏黄芩栀子备。等分。躁狂大热呕不眠，吐血衄鼻血，音女六切斑黄均可使。若云三黄石膏汤，再加麻黄及淡豉。见《表里门》。此为伤寒温毒盛，三焦表里相兼治。栀子金花丸加大黄黄芩、黄柏、黄连、栀子、大黄，水丸，润肠泻热真堪倚。

附子泻心汤　　伤寒痞满

附子泻心汤（仲景）用三黄，寒加热药以维阳。芩、连各一两，大黄二两，附子一枚（炮）。恐三黄重损其阳，故加附子。痞乃热邪寒药治伤寒痞满，从外之内，满在胸而不在胃，多属热邪，故宜苦泻。若杂病之痞，从内之外，又宜辛散，恶寒加附始相当。经曰：心下痞，按之软，关脉浮者，大黄黄连泻心汤。心下痞而复恶寒，汗出者，附子泻心肠。大黄附子汤同意，温药下之妙异常。大黄、细辛各二两，附子一枚（炮）。《金匮》曰：阳中有阴，宜以温药下其寒。后人罕识其旨。

半夏泻心汤　误下虚痞

半夏泻心汤（仲景）黄连芩，干姜甘草与人参。大枣和之治虚痞，法在降阳而和阴。半夏半斤，黄连一两，干姜、黄芩、甘草（炙）、人参各三两，大枣十二枚。治伤寒下之早，胸满而不痛者，为痞；身寒而呕，饮食不下，非柴胡证。凡用泻心者，多属误下，非传经热邪，否而不泰为痞。泻心者，必以苦，故用芩、连；散痞者，必以辛，故用姜、夏；欲交阴阳通上下者，必和其中，故用参、甘、大枣。

白虎汤　肺胃实热

白虎汤仲景用石膏煨，知母甘草粳米陪。石膏一斤，知母六两，甘草二两，粳米六合。亦有加入人参者名人参白虎汤，躁烦热渴舌生苔。白虎，西方金神。此方清肺金而泻胃火，故名。然必实热方可用之，或有血虚身热，脾虚发热及阴盛格阳，类白虎汤证，误投之，不可救也。按：白虎证脉洪大有力，类白虎证脉大而虚，以此为辨。又当观小便，赤者为内热，白者为内寒也。

竹叶石膏汤　肺胃虚热

竹叶石膏汤仲景人参，麦冬半夏与同林。甘草生姜兼粳米，暑烦热渴脉虚寻。竹叶二把，石膏一斤，人参三两，甘草（炙）三两，麦冬一升，半夏、粳米各半升，加姜煎。治伤寒解后，呕渴少气。竹叶、石膏之辛寒，以散余热；参、甘、粳、麦之甘平，以补虚生津；姜、夏之辛温，以豁痰止呕。

升阳散火汤 火郁

升阳散火汤（东垣）葛升柴，羌独防风参芍侪。生炙二草加姜枣，阳经火郁发之佳。柴胡八钱，葛根、升麻、羌活、独活、人参、白芍各五钱，防风二钱半，炙甘草三钱，生甘草二钱，每服五钱，加姜、枣煎。火发多在肝、胆之经，以木盛能生火，而二经俱挟相火，故以柴胡散肝为君，羌、防以发太阳之火，升、葛以发阳明之火，独活以发少阴之火。加参、甘者，补土以泄火；加白芍者，泻肝而益脾。且令散中有补，发中有收也。

凉膈散 膈上实热

凉膈散（《局方》）硝黄栀子翘，黄芩甘草薄荷饶。竹叶蜜煎疗膈上叶生竹上，故治上焦，中焦燥实服之消。连翘四两，大黄（酒浸）、芒硝、甘草各二两，栀子（炒黑）、黄芩（酒炒）、薄荷各一两，为末，每服三钱，加竹叶、生蜜煎。连翘、薄荷、竹叶以升散于上，栀、芩、硝、黄以推泻于下，使上升下行，而膈自清矣。加甘草、生蜜者，病在膈，甘以缓之也。潘思敬曰：仲景调胃承气汤，后人加味一变而为凉膈散，再变而为防风通圣散。

清心莲子饮　　心火淋渴

清心莲子饮（《局方》）石莲参，地骨柴胡赤茯苓。芪草麦冬车前子，躁烦消渴及崩淋。石莲、人参、柴胡、赤茯苓、黄芪各三钱，黄芩（酒炒）、地骨皮、麦冬、车前子、甘草（炙）各二钱。参、芪、甘草补虚泻火，柴胡、地骨退热平肝，黄芩、麦冬清热上焦，赤茯、车前利湿下部，中以石莲交其心肾也。

甘露饮　　胃中湿热

甘露饮（《局方》）两地生、熟与茵陈，芩枳枇杷黄芩、枳壳、枇杷叶石斛伦。甘草二冬天、麦平胃热等分煎。二地、二冬、甘草、石斛平胃肾之虚热，清而兼补，黄芩、茵陈折热而去湿，枳壳、枇杷抑气而降火，桂苓犀角可加均加茯苓、肉桂，名桂苓甘露饮。《本事》方加犀角通治胃中湿热，口疮吐衄。

清胃散　*胃火牙痛*

清胃散东垣用升麻黄连，当归生地牡丹全。或益石膏平胃热，口疮吐衄口血、鼻血及牙宣。齿龈出血。黄连泻心火，亦泻脾火，丹皮、生地平血热，当归引血归经，石膏泻阳明之火，升麻升阳明之清。昂按：古人治血，多用升麻。然上升之药，终不可轻施。

泻黄散　*胃热口疮*

泻黄散甘草与防风，石膏栀子藿香充。炒香蜜酒调和服，胃热口疮并见功。防风四两，甘草二两，黑栀子一两，藿香七钱，石膏五钱。栀子、石膏泻肺胃之火，藿香辟恶调中，甘草补脾泻热。重用防风者，能发脾中伏火，又能于土中泻木也。

钱乙泻黄散　*脾胃火郁*

钱乙泻黄散升防芷，芩夏石斛同甘枳。亦治胃热及口疮，火郁发之斯为美。升麻、防风、白芷各钱半，黄芩、枳壳、半夏、石斛各一钱，甘草七分。升、防、白芷以散胃火，芩、夏、枳壳以清热开郁，石斛、甘草以平胃调中。

泻白散　肺火

泻白散（钱乙）桑皮地骨皮，甘草粳米四般宜。桑白皮、地骨皮各一钱，甘草五分，粳米百粒。桑皮泻肺火，地骨透虚热，甘草补土生金，粳米和中清肺。李时珍曰：此泻肺诸方之准绳也。参茯知芩皆可入人参、茯苓、知母、黄芩，听证加减，名加减泻白散，肺炎喘嗽此方施。

泻青丸　肝火

泻青丸钱乙用龙胆栀，下行泻火大黄资。羌防升上芎归润，火郁肝经用此宜。龙胆草、黑栀子、大黄（酒蒸）、羌活、防风、川芎、当归（酒洗），等分，蜜丸，竹叶汤下。羌、防引火上升，栀、胆、大黄抑火下降，芎、归养肝血而润肝燥。

龙胆泻肝汤　肝经湿火

龙胆泻肝汤（《局方》）栀芩柴，生地车前泽泻偕。木通甘草当归合，肝经湿热力能排。胆草（酒炒）、栀子（酒炒）、黄芩（酒炒）、生地（酒炒）、柴胡、车前子、泽泻、木通、当归、甘草（生用）。龙胆、柴胡泻肝胆之火，黄芩、栀子泻肺与三焦之热以佐之，泽泻泻肾经之湿，木通、车前泻小肠、膀胱之湿以佐之，归、地养血补肝，甘草缓中益胃，不令苦寒过于泄下也。

当归龙荟丸　肝火

当归龙荟丸（《宣明》）用四黄，龙胆芦荟木麝香。黑栀青黛姜汤下，一切肝火尽能攘。当归（酒洗）、胆草（酒洗）、栀子（炒黑）、黄连（酒炒）、黄柏（酒炒）、黄芩（酒炒）各一两，大黄（酒浸）、青黛（水飞）、芦荟各五钱，木香二钱，麝香五分，蜜丸，姜汤下。肝木为生火之原，诸经之火因之而起，故以青黛、龙胆入本经而直折之，而以大黄、芩、连、栀、柏通平上下三焦之火也。芦荟大苦、大寒，气燥入肝。恐诸药过于寒泻，故用当归养血补肝，用姜汤辛温为引。加木、麝者，取其行气通窍也。然非实热不可轻投。

左金丸　肝火

左金丸（丹溪）萸连六一丸，肝经火郁吐吞酸。黄连六两（姜汁炒），吴茱萸一两（盐汤泡），亦名萸连丸。肝实则作痛，或呕酸。心为肝子，故用黄连泻心清火，使火不克金，则金能制木而肝平矣。吴茱萸能入厥阴行气解郁，又能引热下行，故以为反佐。寒者正治，热者反治，使之相济以立功也。左金者，使肺右之金得行于左而平肝也。再加芍药名戊己丸，热泻热痢服之安。戊为胃土，己为脾土，加芍药伐肝安脾，使木不克土。连附六一汤治胃痛，寒因热用理一般。黄连六两，附子一两。亦反佐也。

导赤散　　心、小肠火

导赤散（钱乙）生地与木通，甘草梢竹叶四般攻。口糜淋痛小肠火，引热同归小便中。等分煎。生地凉心血，竹叶清心气，木通泻心火入小肠，草梢达肾茎而止痛。

清骨散　　骨蒸劳热

清骨散用银柴胡，胡连秦艽鳖甲符。地骨青蒿知母草，骨蒸劳热保无虞。银柴胡钱半，胡黄连、秦艽、鳖甲（童便炙）、地骨皮、青蒿、知母各一钱，甘草（炙）五分。地骨、胡连、知母以平内热，柴胡、青蒿、秦艽以散表邪，鳖甲引诸药入骨而补阴，甘草和诸药而泻火。

普济消毒饮　　大头天行

普济消毒饮（东垣）芩连鼠，玄参甘桔蓝根侣。升柴马勃连翘陈，僵蚕薄荷为末咀。黄芩（酒炒）、黄连（酒炒）各五钱，玄参、甘草（生用）、桔梗、柴胡、陈皮（去白）各二钱，鼠黏子、板蓝根、马勃、连翘、薄荷各一钱，僵蚕、升麻各七分，末服，或蜜丸噙化。或加人参及大黄虚者加人参，便秘加大黄，大头天行力能御。大头天行，亲戚不相访问，染者多不救。原文曰：芩、连泻心肺之火为君，玄参、陈皮、甘草泻火补肺为臣，连翘、薄荷、鼠黏、蓝根、僵蚕、马勃散肿消毒定喘为佐，升麻、柴胡散阳明、少阳二经之阳，桔梗为舟楫，不令下行为载。李东垣曰：此邪热客心肺之间，上攻头面为肿，以承气泻之，是为诛伐无过，遂处此方，全活甚众。

清震汤　雷头风

清震汤河间治雷头风，升麻苍术两般充二味，《局方》名升麻汤。荷叶一枚升胃气，邪从上散不传中。头面肿痛疙瘩，名雷头风，一云头如雷鸣。东垣曰：邪在三阳，不可过用寒药重剂诛伐无过，处清震汤升阳解毒，盖取震为雷之义。

桔梗汤　肺痈，咳吐脓血

桔梗汤《济生》中用防己，桑皮贝母瓜蒌子。甘枳当归薏杏仁，黄芪百合姜煎此。桔梗、防己、瓜蒌、贝母、当归、枳壳、薏苡仁、桑皮各五分，黄芪七分，杏仁、百合、甘草各三分，姜煎。肺痈吐脓或咽干，便秘大黄可加使。一方有人参，无枳壳。黄芪补肺气，杏仁、薏仁、桑皮、百合补肺清火，瓜蒌、贝母润肺除痰，甘、桔开提气血，利膈散寒，防己散肿除风，泻湿清热，当归以和其血，枳壳以利其气。

清咽太平丸　　肺火咯血

清咽太平丸薄荷芎，柿霜甘桔及防风。犀角蜜丸治膈热，早间咯血颊常红。两颊，肺肝之部。早间，寅卯木旺之时。木盛生火，来克肺金。薄荷十两，川芎、柿霜、甘草、防风、犀角各二两，桔梗三两，蜜丸。川芎，血中气药，散瘀升清；防风，血药之使，搜肝泻肺；薄荷理血散热，清咽除蒸；犀角凉心清肝；柿霜生津润肺；甘草缓炎上之火势；桔梗载诸药而上浮。

消斑青黛饮　　胃热发斑

消斑青黛饮（陶节庵）栀连犀，知母玄参生地齐。石膏柴胡人参甘草，便实参去大黄脐去人参，加大黄。姜枣煎加一匙醋，阳邪里实此方稽。发斑虽由胃热，亦诸经之火有以助之。青黛、黄连清肝火，栀子清心肺之火，玄参、知母、生地清肾火，犀角、石膏清胃火。引以柴胡，使达肌表；使以姜、枣，以和营卫。热毒入里，亦由胃虚，故以人参、甘草益胃。加醋者，酸以收之也。

辛夷散　肺热鼻瘜

　　辛夷散严氏里藁本防风，白芷升麻与木通。芎细川芎、细辛甘草茶调服，鼻生瘜肉此方攻。肺经湿热，上蒸于脑，入鼻而生瘜肉，犹湿地得热而生芝菌也。诸药等分，末服三钱。辛夷、升麻、白芷能引胃中清阳上行头脑，防风、藁本能入巅顶燥热祛风，细辛散热通窍，川芎散郁疏肝，木通、茶清泻火下行，甘草甘平，缓其辛散也。

苍耳散　风热鼻渊

　　苍耳散陈无择中用薄荷，辛夷白芷四般和。葱茶调服疏肝肺，清升浊降鼻渊瘥。苍耳子（炒）二钱半，薄荷、辛夷各五钱，白芷一两，末服。凡头面之疾，皆由清阳不升，浊阴逆上所致。浊气上烁于脑，则鼻流浊涕为渊。数药升阳通窍，除湿散风，故治之也。

妙香散　惊悸梦遗

　　妙香散（王荆公）山药与参芪，甘桔二茯远志随。少佐辰砂木香麝，惊悸郁结梦中遗。山药二两（乳汁炒），人参、黄芪（蜜炙）、茯苓、茯神、远志（炒）各一两，桔梗、甘草各三钱，辰砂二钱，木香二钱半，麝香一钱，为末，每服二钱，酒下。山药固精，参、芪补气，远志、二茯清心宁神，桔梗、木香疏肝清肺，辰、麝镇心散郁辟邪，甘草补中，协和诸药，使精气神相依，邪火自退。不用固涩之药，为泄遗良剂，以其安神利气，故亦治惊悸郁结。

除痰之剂（十首）

二陈汤　一切痰饮

　　二陈汤《局方》用半夏陈，益以茯苓甘草臣。半夏（姜制）二钱，陈皮（去白）、茯苓各一钱，甘草五分，加姜煎。利气调中兼去湿，一切痰饮此为珍。陈皮利气，甘草和中，苓、夏除湿，气顺湿除，痰饮自散。导痰汤内加星枳，顽痰胶固力能驯。加胆星以助半夏，加枳实以成冲墙倒壁之功。若加竹茹与枳实，汤名温胆可宁神。二陈汤加竹茹、枳实，名温胆汤，治胆虚不眠。润下丸丹溪仅陈皮草，利气祛痰妙绝伦。陈皮（去白）八两，盐五钱（水浸洗），甘草二两，蜜炙，蒸饼糊丸，姜汤下。或将陈皮盐水煮晒，同甘草为末，名二贤散，不可多服，恐损元气。

涤痰汤　*中风痰证*

　　涤痰汤严氏用半夏星，甘草橘红参茯苓。竹茹菖蒲兼枳实，痰迷舌强服之醒。治中风痰迷心窍，舌强不能言。半夏（姜制）、胆星各二钱半，橘红、枳实、茯苓各三钱，人参、菖蒲各一钱，竹茹七分，甘草五分，加姜煎，此即导痰汤。加人参扶正，菖蒲开窍，竹茹清金。

青州白丸子　*风痰惊痰*

　　青州白丸星夏并，白附川乌俱用生。晒露糊丸姜薄引，风痰瘫痪小儿惊。半夏（水浸生衣）七两，南星、白附子各二两，川乌（去皮脐）五钱。四味俱生用，为末，袋盛，水摆出粉，再擂再摆，以尽为度，瓷盆盛贮，日晒夜露，春五、夏三、秋七、冬十日，糯米糊丸，姜汤下。瘫痪，酒下；惊风，薄荷汤下。痰之生也，由于风寒湿。星、夏辛温，祛痰燥湿；乌、附辛热，散寒逐风。浸而曝之，杀其毒也。

清气化痰丸　　*顺气行痰*

清气化痰丸星夏橘，杏仁枳实瓜蒌实。芩苓姜汁为糊丸，气顺火消痰自失。半夏（姜制）、胆星各两半，橘红、枳实（麸炒）、杏仁（去皮尖）、瓜蒌仁（去油）、黄芩（酒炒）、茯苓各一两，姜制，糊丸，淡姜汤下。气能发火，火能生痰。陈、杏降逆气，枳实破滞气，芩、瓜平热气，星、夏燥湿气，茯苓行水气。水湿火热，皆生痰之本也，故化痰必以清气为先。

顺气消食化痰丸　　*酒食生痰*

顺气消食化痰丸《瑞竹堂》，青皮星夏菔子苏攒。曲麦山楂葛杏附，蒸饼为糊姜汁抟。半夏（姜制）、胆星各一斤，陈皮（去白）、青皮、苏子、沉香（水炒）、莱菔子、生姜、麦芽（炒）、神曲（炒）、山楂（炒）、葛根、杏仁（去皮尖炒）、香附（醋炒）各一两，姜汁和，蒸饼为糊丸。痰由湿生，星、夏燥湿；痰因气升，苏子、杏仁降气；痰因气滞，青、陈、香附导滞；痰生于酒食，曲、葛解酒，楂、麦消食。湿去食消，则痰不生，气顺则喘满自止矣。

滚痰丸　顽痰怪病

滚痰丸王隐君用青礞石，大黄黄芩沉木香。百病多因痰作祟，顽痰怪证力能匡。青礞石一两，用焰硝一两，同入瓦罐，盐泥固济，煅至石色如金为度，大黄（酒蒸）、黄芩（酒洗）各八两，沉香五钱，为末，水丸，姜汤下，量虚实服。礞石慓悍，能攻陈积伏匿之痰；大黄荡实热，以开下行之路；黄芩凉心肺，以平上僭之火；沉香能升降诸气，以导诸药，为使。然非实体不可轻投。

金沸草散　咳嗽多痰

金沸草散《活人》前胡辛，半夏荆甘赤茯因。煎加姜枣除痰嗽，肺感风寒头目瞑。旋覆花、前胡、细辛各一钱，半夏五分，荆芥钱半，甘草（炙）三分，赤茯苓六分。风热上壅，故生痰作嗽。荆芥发汗散风，前胡、旋覆消痰降气，半夏燥痰散逆，甘草发散缓中，细辛温经，茯苓利湿，用赤者，入血分而泻丙丁也。《局方》金沸草散不用细辛茯，加入麻黄赤芍均治同。

半夏天麻白术汤　痰厥头痛

半夏天麻白术汤东垣，参芪橘柏及干姜。苓泻麦芽苍术曲，太阴痰厥头痛良。半夏、麦芽各钱半，白术、神曲（炒）各一钱，人参、黄芪、陈皮、苍术、茯苓、泽泻、天麻各五分，干姜三分，黄柏（酒洗）二分。痰厥，非半夏不能除；风虚，非天麻不能定。二术燥湿益气，参、芪泻火补中，陈皮调气升阳，苓、泻泻热导水，曲、麦化滞助脾，干姜以涤中寒，黄柏以泻在泉少火也。

常山饮　痰疟

常山饮《局方》中知贝取，乌梅草果槟榔聚。姜枣酒水煎露之，劫痰截疟功堪诩。常山（烧酒炒）二钱，知母、贝母、草果（煨）、槟榔各一钱，乌梅二个，一方加穿山甲、甘草。疟未发时，面东温服。知母治阳明独胜之热，草果治太阴独胜之寒，二经和则阴阳不致交争矣。常山吐痰行水，槟榔下气破积，贝母清火散痰，乌梅敛阴退热。须用在发散表邪及提出阳分之后为宜。

截疟七宝饮　祛痰截疟

截疟七宝饮（《易简》）常山果，槟榔朴草青陈伙。水酒合煎露一宵，阳经实疟服之妥。常山（酒炒）、草果（煨）、槟榔、厚朴、青皮、陈皮、甘草等分。水、酒各半煎露之，发日早晨面东温服。常山吐痰，槟榔破积，陈皮利气，青皮伐肝，厚朴平胃，草果消膏粱之痰。加甘草入胃，佐常山引吐也。

收涩之剂（九首）

金锁固精丸　梦遗滑精

金锁固精丸芡莲须，龙骨蒺藜牡蛎需。莲粉为糊丸盐酒下，涩精秘气滑遗无。芡实（蒸）、莲蕊须、沙苑蒺藜（炒）各二两，龙骨（酥炙）、牡蛎（盐水煮一日夜，煅粉）各一两，莲子粉为糊丸，盐汤或酒下。芡实固精补脾，牡蛎涩精清热，莲子交通心肾，蒺藜补肾益精，龙骨、莲须皆固精收脱之品。

茯菟丹　遗精消渴

茯菟丹《局方》疗精滑脱，菟苓五味石莲末。酒煮山药为糊丸，亦治强中及消渴。强中者，下消之人，茎长兴盛，不交精出也。菟丝子十两（酒浸），五味子八两，白茯苓、石莲各三两，山药六两，酒煮为糊丸。漏精，盐汤下；赤浊，灯心汤下；白浊，茯苓汤下；消渴，米饮下。

菟丝强阴益阳，五味涩精生水，石莲清心止浊，山药利湿固脾，茯苓甘淡而渗，于补正中能泄肾邪也。

治浊固本丸　　湿热精浊

治浊固本丸莲蕊须，砂仁连柏二苓俱。益智半夏同甘草，清热利湿固兼驱。固本之中，兼利湿热。莲须、黄连（炒）各二两，砂仁、黄柏、益智仁、半夏（姜制）、茯苓各一两，猪苓二两，甘草（炙）三钱。精浊多由湿热与痰，连、柏清热，二苓利湿，半夏除痰。湿热多由郁滞，砂、智利气，兼能固肾强脾。甘草补土和中，莲须则涩以止脱也。

诃子散　　寒泻脱肛

诃子散东垣用治寒泻，炮姜粟壳橘红也。诃子（煨）七分，炮姜六分，罂粟壳（去蒂蜜炙）、橘红各五分，末服。粟壳固肾涩肠，诃子收脱住泻，炮姜逐冷补阳，陈皮升阳调气。河间诃子散木香诃草连，仍用术芍煎汤下。诃子一两（半生半煨），木香五钱，黄连三钱，甘草二钱，为末煎，白术、白芍汤调服。久泻，以此止之，不止者，加入厚朴二钱。二方药异治略同，亦主脱肛便血者。

桑螵蛸散　　便数健忘

桑螵蛸散寇宗奭治便数，参苓龙骨同龟壳。菖蒲远志及当归，补肾宁心健忘觉。桑螵蛸（盐水炒）、人参、茯苓（一用茯神）、龙骨（煅）、龟板（酥炙）、菖蒲（盐炒）、远志、当归等分，为末，临卧服二钱，人参汤下。治小便数而欠，补心虚，安神。虚则便数，故以人参、螵蛸补之；热则便欠，故以龟板滋之，当归润之。菖蒲、茯苓、远志并能清心热而通心肾，使心藏行则小肠之府宁也。

真人养脏汤　　虚寒脱肛久痢

真人养脏汤（罗谦甫）诃粟壳，肉蔻当归桂木香。术芍参甘为涩剂，脱肛久痢早煎尝。诃子（面裹煨）一两二钱，罂粟壳（去蒂蜜炙）三两六钱，肉豆蔻（面裹煨）五钱，当归、白术（炒）、白芍（酒炒）、人参各六钱，木香二两四钱，桂八钱，生甘草一两八钱，每服四钱。脏寒甚加附子。一方无当归，一方有干姜。脱肛由于虚寒，参、术、甘草以补其虚，官桂、豆蔻以温其寒。木香调气，当归和血，芍药酸以收敛，诃子、粟壳涩以止脱。

当归六黄汤　自汗盗汗

当归六黄汤治汗出醒而汗出曰自汗，寐而汗出曰盗汗，芪柏芩连生熟地。当归、黄柏、黄连、黄芩、二地等分，黄芪加倍。泻火固表复滋阴汗由阴虚，归、地以滋其阴；汗由火扰，黄芩、柏、连以泻其火；汗由表虚，倍用黄芪，以固其表，加麻黄根功更异李时珍曰：麻黄根走表，能引诸药至卫分而固腠理。或云此药太苦寒，胃弱气虚在所忌。

柏子仁丸　阴虚盗汗

柏子仁丸人参术，麦麸牡蛎麻黄根。再加半夏五味子，阴虚盗汗枣丸吞。柏子仁（炒研去油）二两，人参、白术、牡蛎（煅）、麻黄根、半夏、五味子各一两，麦麸五钱，枣肉丸，米饮下。心血虚则卧而汗出，柏仁养心宁神，牡蛎、麦麸凉心收脱，五味敛汗，半夏燥湿，麻黄根专走肌表，引参、术以固卫气。

牡蛎散　阳虚自汗

阳虚自汗牡蛎散，黄芪浮麦麻黄根。牡蛎（煅研）、黄芪、麻黄根各一钱，浮小麦百粒，煎。牡蛎、浮麦凉心止汗，黄芪、麻黄根走肌表而固卫。扑法芎藭牡蛎粉，或将龙骨牡蛎扣。扑汗法：白术、藁本、川芎各二钱半，糯米粉两半，为末，袋盛，周身扑之。又龙骨、牡蛎为末，合糯米粉等分，亦可扑汗。

杀虫之剂（二首）

乌梅丸　蛔厥

乌梅丸仲景用细辛桂，人参附子椒姜继。黄连黄柏及当归，温脏安蛔寒厥剂。乌梅三百个（醋浸蒸），细辛、桂枝、附子（炮）、人参、黄柏各六两，黄连一斤，干姜十两，川椒（去汗）、当归各四两。治伤寒厥阴证，寒厥吐蛔。虫得酸则伏，故用乌梅；得苦则安，故用连、柏；蛔因寒而动，故用附子、椒、姜；当归补肝，人参补脾，细辛发肾邪，桂枝散表风。程郊倩曰：名曰安蛔，实是安胃，故仲景云并主下痢。

化虫丸　肠胃诸虫

化虫丸鹤虱及使君，槟榔芜荑苦楝群，白矾胡粉糊丸服，肠胃诸虫永绝氛。槟榔、鹤虱、苦楝根（东引者）、胡粉（炒）各一两，使君子、芜荑各五钱，枯矾一钱半，面糊丸，亦可末服。数药皆杀虫之品，单服尚可治之，汇萃为丸，而虫焉有不死者乎！

痈疡之剂（六首）

真人活命饮　一切痈疽

真人活命饮金银花，防芷归陈草节加。贝母天花兼乳没，穿山角刺酒煎嘉。金银花二钱，当归（酒洗）、陈皮（去白）各钱半，防风七分，白芷、甘草节、贝母、天花粉、乳香各一钱，没药五分，二味另研。候药熟，下皂角刺五分，穿山甲三大片（锉，蛤粉炒，去粉），用好酒煎服，恣饮尽醉。忍冬、甘草散热解毒，痈疡圣药，花粉、贝母清痰降火，防风、白芷燥湿排脓，当归和血，陈皮行气，乳香托里护心，没药散瘀消肿，山甲、角刺透经络而溃坚，加酒以行药势也。一切痈疽能溃散已成者溃，未成者散，溃后忌服用毋差。大黄便实可加使，铁器酸物勿沾牙。

金银花酒 痈疽初起

金银花酒加甘草，奇疡恶毒皆能保。金银花五两（生者更佳），甘草一两，酒水煎一日一夜，服尽。护膜须用蜡矾丸黄蜡二两，白矾一两，溶化为丸，酒服十九，加至百丸则有力，使毒不攻心。一方加雄黄，名雄矾丸，蛇咬尤宜服之，二方均是疡科宝。

托里十补散 补里散表

托里十补散，即《局方》十宣散参芪芎，归桂白芷及防风。甘桔厚朴酒调服，痈疡脉弱赖之充。人参、黄芪、当归各二钱，川芎、桂心、白芷、防风、甘草、桔梗、厚朴各一钱，热酒调服。参、芪补气，当归和血，甘草解毒，防风发表，厚朴散满，桂、芷、桔梗排脓，表里气血交治，共成内托之功。

托里温中汤 寒疡内陷

托里温中汤（孙彦和）姜附羌，茴木丁沉共四香。陈皮益智兼甘草，寒疡内陷呕泻良。附子（炮）四钱，炮姜、羌活各三钱，木香钱半，茴香、丁香、沉香、益智仁、陈皮、甘草各二钱，加姜五片煎。治疮疡变寒内陷，心痞，便溏，呕哕，昏聩。疡寒内陷，故用姜、附温中助阳，羌活通关节，炙草益脾元，益智、丁、沉以止呃进食，茴、木、陈皮以散满除痞。此孙彦和治王伯禄臂痛，盛夏用此，亦舍时从证之变法也。

托里定痛汤　内托止痛

托里定痛汤四物兼当归、地黄、川芎、白芍，乳香没药桂心添。再加蜜炒罂粟壳，溃疡虚痛去如拈。罂粟壳收涩，能止诸痛；桂心、四物活血，托里充肌。乳香能引毒气外出，不致内攻，与没药并能消肿止痛。

散肿溃坚汤　消坚散肿

散肿溃坚汤（东垣）知柏连，花粉黄芩龙胆宣。升柴翘葛兼甘桔，归芍棱莪昆布全。黄芩八钱半（酒炒半生用），知母、黄柏（酒炒）、花粉、胆草（酒炒）、桔梗、昆布各五钱，柴胡四钱，升麻、连翘、甘草（炙）、三棱（酒炒）、莪术（酒洗炒）各三钱，葛根、归尾（酒洗）、白芍（酒炒）各二钱，黄连二钱，每服五六钱，先浸后煎。连翘、升、葛解毒升阳，甘、桔、花粉排脓利膈，归、芍活血，昆布散痰，棱、莪破血行气，龙胆、知、柏、芩、连大泻诸经之火也。

经产之剂（十二首）

妇人诸病与男子同，惟行经妊娠，则不可例治，故立经产一门。

妊娠六合汤　　妊娠作寒

海藏妊娠六合汤，四物为君妙义长当归、地黄、川芎、白芍。伤寒表虚地骨桂表虚自汗，发热恶寒，头痛脉浮，四物四两，加桂枝、地骨皮各七钱，二药解肌实表，名表虚六合汤，表实细辛兼麻黄头痛身热，无汗脉紧，四物四两，加细辛、麻黄各五钱，二药温经发汗，名表实六合汤。少阳柴胡黄芩入寒热胁痛，心烦善呕，口苦脉弦，为少阳证，加柴胡解表，黄芩清里，名柴胡六合汤，阳明石膏知母藏大热烦渴，脉大而长，为阳明证，加白虎汤清肺泻胃，名石膏六合汤。小便不利加苓泻加茯苓、泽泻利水，名茯苓六合汤，不眠黄芩栀子良汗下后不得眠，加黄芩、栀子养阴除烦，名栀子六合汤。风湿防风与苍术兼风兼湿，肢节烦痛，心热脉浮，加防风搜风，苍术燥湿，名风湿六合汤，温斑发毒升翘长。胎动血漏名胶艾伤寒汗下后，胎动漏血，加阿胶、艾叶养血安胎，名胶艾六合汤，虚痞朴实颇相当胸满痞胀，加厚朴、枳实（炒），散满消痞，名朴实六合汤。脉沉寒厥亦桂附身冷，拘急腹痛，脉沉，亦有不得已而加附子、肉桂散寒回阳者，名附子六合汤，便秘蓄血桃仁黄大便秘，小便赤，脉实数，或膀胱蓄血，亦有加桃仁、大黄润燥通幽者，名大黄六合汤。安胎养血先为主，余因各证细参详。后人法此治经水，过多过少别温凉。温六合汤加芩术加黄芩、白术治经水过多，黄芩抑阳，白术补脾，脾能统血，色黑后期连附商加黄连清热，香附行气，名连附六合汤。热六合汤栀连益加栀子、黄连治血热妄行，寒六合汤加附姜加炮姜、附子治血满虚寒。气六合汤加陈朴加陈皮、厚朴治气郁经阻，风六合汤加芄芜加秦艽、羌活治血虚风痉。此皆经产通用剂，说与时师好审量。

胶艾汤　*胎动漏血*

　　胶艾汤《金匮》中四物先，阿胶艾叶甘草全。阿胶、川芎、甘草各二两，艾叶、当归各三两，芍药、地黄各四两，酒水煎，内阿胶烊化服。四物养血，阿胶补阴，艾叶补阳，甘草和胃，加酒行经。妇人良方单胶艾亦名胶艾汤，胎动血漏腹痛痊。胶艾四物加香附香附用童便、盐水、酒、醋各浸三日，炒，方名妇宝丹调经专。

当归散　　*养血安胎*

当归散《金匮》益妇人妊，术芍芎归及子芩。安胎
养血宜常服，产后胎前功效深。妇人怀妊，宜常服之，临
盆易产，且无众疾。当归、川芎、芍药、黄芩各一斤，白
术半斤，为末，酒调服。丹溪曰：黄芩、白术，安胎之圣
药。盖怀妊宜清热凉血，血不妄行则胎安。黄芩养阴退
阳，能除胃热；白术补脾，亦除胃热。脾胃健则能化血养
胎，自无半产胎动血漏之患也。

黑神散　　*消瘀下胎*

黑神散《局方》中熟地黄，归芍甘草桂炮姜。蒲黄
黑豆童便酒，消瘀下胎痛逆忘。瘀血攻冲则作痛，胞胎不
下，亦由血滞不行。诸药各四两，黑豆（炒去皮）半斤，
酒、童便合煎。熟地、归、芍润以濡血，蒲黄、黑豆滑以
行血，黑姜、官桂热以动血，缓以甘草，散以童便，行以
酒力也。

清魂散　　*产中昏晕*

清魂散严氏用泽兰叶，人参甘草川芎协。荆芥理血
兼祛风，产中昏晕神魂帖。泽兰、人参、甘草（炙）各三

分，川芎五分，荆芥一钱，酒调下。川芎、泽兰和血，人参、甘草补气。外感风邪，荆芥能疏血中之风。肝藏魂，故曰清魂。

羚羊角散　　子痫

羚羊角散《本事》方杏薏仁，防独芎归又茯神。酸枣木香和甘草，子痫风中可回春。羚羊角屑一钱，杏仁、薏仁、防风、独活、川芎、当归、茯神、枣仁（炒）各五分，木香、甘草各二分半，加姜煎。治妊娠中风，涎潮僵仆，口噤搐掣，名子痫。羚羊平肝火，防、独散风邪，枣、茯以宁神，芎、归以和血，杏仁、木香以利气，薏仁、甘草以调脾。

当归生姜羊肉汤　　蓐劳

当归生姜羊肉汤（《金匮》）当归三两，生姜五两，羊肉一斤，产中腹痛蓐劳匡产后发热，自汗身痛，名蓐劳。腹痛者，瘀血未去，新血不生也。亦有加入参芪者气能生血。羊肉辛热，用气血之属以补气血，当归引入血分，生姜引入气分，以生新血。加参、芪者，气血交补也，千金四物甘桂姜千金羊肉汤，芎、归、芍、地、甘草、干姜、肉桂加羊肉煎。

达生散　*易生易产*

达生散（丹溪）紫苏大腹皮达，小羊也，取其易生，参术甘陈归芍随。再加葱叶黄杨脑，孕妇临盆先服之。大腹皮三钱，紫苏、人参、白术（土炒）、陈皮、当归（酒洗）、白芍（酒洗）各一钱，甘草（炙）三钱，青葱五叶，黄杨脑七个，煎。归、芍以益其血，参、术以补其气，陈、腹、苏、葱以疏其壅。不虚不滞，产自无难矣。若将川芎易白术，紫苏饮子严氏子悬宜胎气不和，上冲心腹，名子悬。

参术饮　*妊娠转胞*

妊娠转胞参术饮（丹溪）转胞者，气血不足，或痰饮阻塞，胎为胞逼，压在一边，故脐下急痛，而小便或数或闭也，芎芍当归熟地黄。炙草陈皮留白兼半夏，气升胎举自如常。此即人参汤除茯苓，加陈皮、半夏以除痰，加姜煎。

牡丹皮散　*血瘕*

牡丹皮散《妇人良方》延胡索，归尾桂心赤芍药。牛膝棱莪酒水煎，气行瘀散血瘕削。瘀血凝聚则成瘕。丹皮、延胡索、归尾、桂心各三分，赤芍、牛膝、莪术各六分，三棱四分，酒、水各半煎。桂心、丹皮、赤芍、牛膝以行其血，三棱、莪术、归尾、延胡索兼行血中气滞、气中血滞，则结者散矣。

固经丸　　经多崩漏

固经丸《妇人良方》用龟板君，黄柏樗皮香附群。黄芩芍药酒丸服，漏下崩中色黑殷。治经多不止，色紫黑者，属热。龟板（炙）四两，黄柏（酒炒）、芍药（酒炒）各二两，樗皮（炒）、香附（童便浸炒）各两半，黄芩（酒炒）二两，酒丸。阴虚不能制胞络之火，故经多。龟板、芍药滋阴壮水，黄芩清上焦，黄柏泻下焦，香附辛以散郁，樗皮涩以收脱。

柏子仁丸　　血少经闭

柏子仁丸《良方》熟地黄，牛膝续断泽兰芳。卷柏加之通血脉，经枯血少肾肝匡。柏子仁（去油）、牛膝（酒浸）、卷柏各五钱，熟地一两，续断、泽兰各二两，蜜丸，米饮下。经曰：心气不得下降，则月事不来。柏子仁安神养心，熟地、续断、牛膝补肝益肾，泽兰、卷柏活血通经。

附　便用杂方

望梅丸　生津止渴

望梅丸讱庵用盐梅肉，苏叶薄荷与柿霜。茶末麦冬糖共捣，旅行赍服胜琼浆。盐梅肉四两，麦冬（去心）、薄荷叶（去梗）、柿霜、细茶各一两，紫苏叶（去梗）五钱，为极细末，白霜糖四两，共捣为丸，鸡子大。旅行带之，每含一丸，生津止渴，加参一两尤妙。

骨灰固齿牙散　固齿

骨灰固齿牙散猪羊骨，腊月腌成煅研之。骨能补骨咸补肾，坚牙健啖老尤奇。用腊月腌猪、羊骨，火煅，细研，每晨擦牙，不可间断。至老而其效益彰，头上齿骨亦佳。

软脚散　远行健足

软脚散中芎芷防，细辛四味研如霜。轻撒鞋中行远道，足无箴疱汗皆香。防风、白芷各五钱，川芎、细辛各二钱半，为末。行远路者，撒少许于鞋内，步履轻便，不生箴疱，足汗皆香。

医学三字经

[清] 陈修园

　　《医学三字经》正文四卷，首一卷卷首医源，介绍中医源流，指点读书门径；卷一至二临证，分述中风等各科常见病23种；卷三至四附方，精选历代名方180余首，根据病症门类分类编排。后附阴阳、脏腑、经络、四诊、运气医论5篇。内容博而不杂，约而不漏，编为三字韵语，朗朗上口，堪为医学入门著作之范本。

　　本次勘校以广州中医药大学馆藏清光绪三十四年春月宝庆经元书局校刊版《医学三字经》为底本，对其进行标点、勘误。

小 引

童子入学，塾师先授以《三字经》，欲其便诵也，识途也。学医之始，未定先授何书，如大海茫茫，错认半字罗经，便入牛鬼蛇神之域，余所以有《三字经》之刻也。前曾托名叶天士，取时俗所推崇者，以投时好。然书中之奥旨，悉本圣经，经明而专家之伎可废。谢退谷于注韩书室得缮本，惠书千余言，属归本名，幸有同志。今付梓而从其说，而仍名经而不以为僭者，采集经文，还之先圣，海内诸君子，可因此一字而共知所遵，且可因此一字而不病余之作。

嘉庆九年岁次甲子人日陈念祖自题于南雅堂

卷 一

医学源流第一

医之始 本岐黄

黄，黄帝也。岐，岐伯也。君臣问答，以明经络、脏腑、运气、治疗之原，所以为医之祖。虽《神农本经》在黄帝之前，而神明用药之理仍始于《内经》也。

灵枢作 素问详

《灵枢》九卷，《素问》九卷，通谓之《内经》。《汉书·艺文志》载《黄帝内经》十八篇是也。医门此书，即业儒之五经也。

难经出 更洋洋

洋洋，盛大也。《难经》八十一章，多阐发《内经》之旨，以补《内经》所未言。即间有与《内经》不合者，其时去古未远，别有考据也。秦越人，号扁鹊，战国人也，著《难经》。

越汉季　有南阳

张机，字仲景，居南阳，官长沙，汉人也。著《伤寒杂病论》《金匮玉函经》。

六经辨　圣道彰

《内经》详于针灸，至伊尹有汤液治病之法，扁鹊、仓公因之。仲师出，而杂病伤寒专以方药为治，其方俱原本于神农、黄帝相传之经方而集其大成。

伤寒著　金匮藏

王肯堂谓《伤寒论》，义理如神龙出没，首尾相顾，鳞甲森然。《金匮玉函》，示宝贵秘藏之意也。其方非南阳所自造，乃上古圣人相传之方，所谓经方是也。其药悉本于《神农本经》。非此方不能治此病，非此药不能成此方，所投必效，如桴鼓之相应。

垂方法　立津梁

仲师，医中之圣人也。儒者不能舍至圣之书而求道，医者岂能外仲师之书以治疗？

李唐后　有千金

唐孙思邈，华原人，隐居太白山，著《千金方》《千金翼方》各三十卷。宋仁宗命高保衡、林亿校正，后列

《禁经》二卷。今本分为九十三卷，较《金匮》虽有浮泛偏杂之处，而用意之奇、用药之巧，亦自成一家。

外台继　重医林

唐王焘，著《外台秘要》四十卷，分一千一百门，论宗巢氏，方多秘传，为医门之类书。

后作者　渐浸淫

等而下之，不足观也已。

红紫色　郑卫音

间色乱正，靡音忘倦。

迨东垣　重脾胃

金李杲，字明之，号东垣老人，生于世宗大定二十年，金亡入元，十七年乃终，年七十二，旧本亦题元人。作《脾胃论》《辨惑论》《兰室秘藏》，后人附以诸家合刻，有《东垣十书》传世。

温燥行　升清气

如补中益气及升阳散火之法，如苍术、白术、羌活、独活、木香、陈皮、葛根之类，最喜用之。

虽未醇　亦足贵

人谓东垣用药如韩信将兵，多多益善，然驳杂之处，不可不知。惟以脾胃为重，故亦可取。

若河间　专主火

金刘完素，字守真，河间人，事迹俱详《金史·方技传》。主火之说，始自河间。

遵之经　断自我

《原病式》十九条，俱本《内经·至真要大论》，多以火立论，而不能参透经旨。如火之平气曰升明，火之太过曰赫曦，火之不及曰伏明，其虚实之辨，若冰炭之反也。

一二方　奇而妥

如六一散、防风通圣散之类，皆奇而不离于正也。

丹溪出　罕与俦

元朱震亨，字彦修，号丹溪，金华人，其立方视诸家颇高一格。

阴宜补　阳勿浮

《丹溪心法》以补阴为主，谓阳常有余，阴常不足。诸家俱辨其非，以人得天地之气以生，有生之气即是阳气，精血皆其化生也。

杂病法　四字求

谓气、血、痰、郁是也，一切杂病只以此四字求之。气用四君子汤，血用四物汤，痰用二陈汤，郁用越鞠丸，参差互用，各尽其妙。

若子和　主攻破

张子和（戴人）书中，所主多大黄、芒硝、牵牛、芫花、大戟、甘遂之类，意在驱邪，邪去而正安，不可畏攻而养病。

中病良　勿太过

子和之法，实症自不可废，然亦宜中病而即止，若太过，则元气随邪气而俱散，挽无及矣。

四大家　声名噪

刘河间、张子和、李东垣、朱丹溪为金元四大家，《张氏医通》之考核不误。

必读书　错名号

李士材《医宗必读·四大家论》，以张为张仲景，误也。仲景为医中之圣，三子岂可与之并论。

明以后　须酌量

言医书充栋汗牛，可以博览之，以广见识，非谓诸家所著皆善本也。

详而备　王肯堂

金坛王宇泰，讳肯堂。著《证治准绳》，虽无所采择，亦医林之备考也。

薛氏按　说骑墙

明薛己，号立斋，吴县人。著《薛氏医按》十六种，大抵以四君子、六君子、逍遥散、归脾汤、六八味丸主治，语多骑墙。

士材说　守其常

李中梓，号士材，国朝人也。著《医宗必读》《士材三书》。虽曰浅率，却是守常，初学者所不废也。

景岳出　著新方

明张介宾，字会卿，号景岳，山阴人。著《类经》《质疑录》，全书所用之方，不外新方八阵，其实不足以名方。古圣人明造化之机，探阴阳之本，制出一方，非可以思议及者。若仅以熟地补阴、人参补阳、姜附祛寒、芩连除热，随拈几味，皆可名方，何必定为某方乎？

石顽续　温补乡

张璐，字路玉，号石顽，国朝人。著《医通》，立论多本景岳，以温补为主。

献可论　合二张

明宁波赵献可，号养葵。著《医贯》，大旨重于命门，与张石顽、张景岳之法相同。

诊脉法　濒湖昂

明李时珍，字东璧，号濒湖。著《本草纲目》五十二卷，杂收诸说，反乱《神农本经》之旨，卷末刻《脉学》颇佳，今医多宗之。

数子者　各一长

知其所长，择而从之。

揆诸古　亦荒唐

理不本于《内经》，法未熟乎仲景，纵有偶中，亦非不易矩矱。

长沙室　尚彷徨

数子虽曰私淑长沙，升堂有人，而入室者少矣。

惟韵伯　能宪章

慈溪柯琴，字韵伯，国朝人。著《伤寒论注》《论翼》，大有功于仲景，而《内经》之旨，赖之以彰。

徐尤著　本喻昌

徐彬，号忠可；尤怡，号在泾。二公《金匮》之注，俱本喻嘉言。考嘉言名昌，江西南昌人。崇祯中以选举入都，卒无所就，遂专务于医，著《尚论篇》，主张太过，而《医门法律》颇能阐发《金匮》之秘旨。

大作者　推钱塘

张志聪，号隐庵；高世栻，号士宗，俱浙江钱塘人也。国朝康熙间，二公同时学医，与时不合，遂闭门著书，以为传道之计。所注《内经》《本草经》《伤寒论》《金匮》等书，各出手眼，以发前人所未发，为汉后第一书。今医畏其难，而不敢谈及。

取法上　得慈航

取法乎上，仅得其中。切不可以《医方集解》《本草备要》《医宗必读》《万病回春》《本草纲目》《东医宝鉴》《冯氏锦囊》《景岳全书》《薛氏医按》等书为捷径也。今之医辈于此书并未寓目，止取数十种庸陋之方，冀图幸中，更不足论也。

中风第二

人百病　首中风

《内经》云：风为百病之长也。昔医云：中脏多滞九窍，有唇缓、失音、耳聋、目瞀、鼻塞、便难之症；中腑多着四肢；中经则口眼㖞斜；中血脉则半身不遂。

骤然得　八方通

中风病骤然昏倒，不省人事，或痰涌、掣搐、偏枯等症。八方者，谓东、西、南、北、东北、西北、东南、西南也。

闭与脱　大不同

风善行而数变，其所以变者，亦因人之脏腑寒热为转移。其人脏腑素有郁热，则风乘火势，火借风威，而风为热风矣；其人脏腑本属虚寒，则风水相遭，寒冰彻骨，而风为寒风矣。热风多见闭症，宜疏通为先；寒风多见脱症，宜温补为急。

开邪闭　续命雄

小续命汤，风症之雄师也，依六经见症加减治之，专主驱邪。闭者宜开，或开其表，如续命汤是也；或开其里，如三化汤是也；或开其壅滞之痰，如稀涎散、涤痰汤是也。

固气脱　参附功

脱者宜固，参附汤固守肾气，术附汤固守脾气，芪附汤固守卫气，归附汤固守营气。先固其气，次治其风。若三生饮一两，加人参一两，则为标本并治之法。正虚邪盛，必遵此法。

顾其名　思其义

名之曰风，明言八方之风也；名之曰中，明言风自外入也。后人议论穿凿，俱不可从。

若舍风　非其治

既名中风，则不可舍风而别治也。

火气痰　三子备

刘河间举五志过极，动火而卒中，皆因热甚，故主乎火。大法用防风通圣散之类，亦有引火归源，如地黄饮子之类。李东垣以元气不足而邪凑之，令人卒倒如风状，故主乎气虚，大法补中益气汤加减。朱丹溪以东南气温多湿，有病风者，非风也，由湿生痰，痰生热，热生风，故主乎湿，大法以二陈汤加苍术、白术、竹沥、姜汁之类。

不为中　名为类

中者，自外而入于内也。此三者，既非外来之风，则不可仍名为中，时贤名为类中风。

合而言　小家伎

虞天民云：古人论中风，言其症也；三子论中风，言其因也。盖因气、因湿、因火，挟风而作，何尝有真中、类中之分？

瘖喝斜　昏仆地

瘖者，不能言也；喝斜者，口眼不正也；昏仆地者，不省人事，猝倒于地也。口开、目合，或上视、撒手、遗尿、鼾睡、汗出如油者，不治。

急救先　柔润次

柔润息风，为治中风之秘法，喻嘉言加味六君子汤、资寿解语汤甚妙。

填窍方　宗金匮

《内经》云：邪害空窍。《金匮》中有侯氏黑散、风引汤，驱风之中兼填空窍。空窍满则内而旧邪不能容，外而新风不复入矣。喻嘉言曰：仲景取药积腹中不下，填窍以息风。后人不知此义，每欲开窍以出其风。究竟窍空而风愈炽，长此安穷哉？三化汤、愈风汤、大秦艽汤皆出《机要方》中，云是通真子所撰，不知其姓名。然则无名下士，煽乱后人见闻，非所谓一盲引众盲耶？

虚劳第三

虚劳病　从何起

咳嗽、吐血、五心烦热、目花、耳鸣、口烂、鼻干、气急、食不知味、羸瘦、惊悸、梦遗、往来寒热、怠惰、嗜卧、疲倦、骨蒸、不寐、女子不月等症，皆成痨病。

七情伤　上损是

扁鹊谓：损其阳，自上而下，一损肺，二损心，三损胃，过于胃则不可治。其说本于《内经》：二阳之病发心脾，有不得隐曲，为女子不月。按：心脾，上也，至不得隐曲，女子不月，则上极而下矣。

归脾汤　二阳旨

即《内经》二阳之病发心脾之旨也。此方为养神法，六味丸为补精法，高鼓峰并用之。

下损由　房帏迩

扁鹊谓：损其阴，自下而上，一损肾，二损肝，三损脾，过于脾则不可治。其说本于《内经》：五脏主藏精也，不可伤，伤则失守而无气，无气则死矣。按：精生于五脏而统司于肾，如色欲过度，则积伤而下损。至于失守无气，则下极而上矣。

伤元阳　亏肾水

肾气，即元阳也。元阳伤，为困倦、食少、便溏、腰痛、阳痿等症。肾水，即元阴也。元阴亏，为蒸热、咳嗽、吐血、便血、遗精、喉痛、口疮、齿牙浮动等症。

肾水亏　六味拟

六味地黄丸为补肾水之主方，景岳左归饮、左归丸亦妙。推之三才汤、八仙长寿丸、都气丸、天王补心丹，皆可因症互服。

元阳伤　八味使

崔氏肾气丸，后人为八味地黄丸。立方之意，原为暖肾逐水，非补养元阳。明薛立斋及赵养葵始用以温补命火，时医遂奉为温补肾命之主方，景岳右归饮、右归丸皆本诸此。如火未大衰者，以还少丹代之；阳虚极者，宜近效白术汤。

各医书　伎止此

苦寒败胃及辛热耗阴，固无论已。即六味、归脾，何尝非流俗之套法耶。

甘药调　回生理

扁鹊云：针药莫治者，调以甘药。仲景因之。喻嘉言云：寿命之本，积精自刚。然精生于谷，谷入少则不能生血，血少则不能化精。《内经》云：精不足者，补之以味。味者，五谷之味也。补以味而节其劳，则积贮渐富，大命不倾。

建中汤　金匮轨

小建中汤及加黄芪、加人参、加当归、加白术等汤，皆急建其中气，俾饮食增而津液旺，以至充血生精，而复其真阴之不足。但用稼穑作甘之本味，而酸辛苦咸在所不用，盖舍此别无良法也。按：炙甘草汤即此汤化为润剂，喻氏清燥汤即此汤化为凉剂。

薯蓣丸　风气弭

《金匮》薯蓣丸。自注云：治虚劳诸不足，风气百疾。

䗪虫丸　干血已

《金匮》大黄䗪虫丸。自注：治五痨诸伤，内有干血，肌肤甲错。

二神方　能起死

尤在泾云：风气不去，则足以贼正气而生长不荣，以薯蓣丸为要方。干血不去，则足以留新血而灌溉不周，以䗪虫丸为上剂。今之医辈，能梦见此二方否？

咳嗽第四

气上呛　咳嗽生

《内经》云：五脏六腑皆令人咳，不独肺也。然肺为气之市，诸气上逆于肺，则呛而咳。是咳嗽不止于肺，而亦不离于肺也。

肺最重　胃非轻

《内经》虽分五脏诸咳，而所尤重者，在"聚于胃关于肺"六字。盖胃中水谷之气，不能如雾上蒸于肺，而转溉诸脏，只是留积于胃中，随热气而化为痰，随寒气而化为饮。胃中既为痰饮所滞，则输肺之气亦必不清，而为诸咳之患矣。

肺如钟　撞则鸣

肺为脏腑之华盖，呼之则虚，吸之则满。只受得本然之正气，受不得外来之客气。客气干之，则呛而咳矣。亦只受得脏腑之清气，受不得脏腑之病气。病气干之，亦呛而咳矣。肺体属金，譬若钟，然一外一内，皆所以撞之使鸣也。

风寒入　外撞鸣

经云：微寒微咳。可见咳嗽多因于风寒也。风从皮毛而入于肺，寒从背俞而入于肺，皆主乎外也。后注虽言热、言湿、言燥，令不自行，亦必假风寒以为之帅也。

痨损积　内撞鸣

痨伤、咳嗽，主乎内也。二者不治，至于咳嗽失音，是金破不鸣矣。

谁治外　六安行

六安煎虽无深义，却亦平稳。然外感诸咳，当辨风热、风燥二症。如冬时先伤非节之暖，复加风寒外遏，以致咳嗽、痰结、咽肿、身重、自汗、脉浮者，风热也，宜葳蕤汤辛润之剂，切勿辛热发散。而风燥一症，辨治尤难。盖燥为秋气，令不独行，必假风寒之威，而令乃振，咳乃发也。《内经》只言秋伤于湿，何也？以长夏受湿土郁蒸之气，随秋令收敛，伏于肺胃之间，直待秋深燥令大行，与湿不能相容，至冬而为咳嗽也。此症有肺燥、胃湿两难分解之势，唯《千金》麦门冬汤、五味子汤独得其秘，后人以敛散不分，燥润杂出弃之，昧之甚也。

谁治内　虚劳程

宜于"虚房门"择其对症之方。审是房劳伤精则补精，审是思郁伤脾则养神。

挟水气　小龙平

柯韵伯治咳嗽，不论冬夏，不拘浅深，但是寒嗽，俱用小青龙汤多效。方中祛风散寒，解肌逐水，利肺暖肾，除痰定喘，攘外安内，各尽其妙。盖以肺家有沉寒痼冷，非麻黄大将不能捣其巢穴，群药安能奏效也。

兼郁火　小柴清

寒热往来咳嗽者，宜去人参、大枣、生姜，加干姜、五味治之。

姜细味　一齐烹

《金匮》治痰饮咳嗽，不外小青龙汤加减。方中诸味皆可去，唯细辛、干姜、五味不肯轻去。即面热如醉，加大黄以清胃热，及加石膏、杏仁之类，总不去此三味，学者不可不深思其故也。徐忠可《金匮辨注》有论。

长沙法　细而精

《金匮》痰饮咳嗽治法，宜熟读之。

疟疾第五

疟为病　属少阳

少阳为半表半里，邪居其界。入与阴争则寒，出与阳争则热。争则病作，息则病止，止后其邪仍据于少阳之经。

寒与热　若回翔

寒热必应期而至。

日一发　亦无伤

邪浅则一日一作，邪深则二日一作。

三日作　势猖狂

疟三日一作，时医名三阴疟，流连难愈。

治之法　小柴方

以小柴胡汤为主。初起，俗忌人参，姑从俗而去之，加青皮一钱。

热偏盛　加清凉

小柴胡汤加知母、花粉、石膏、黄连之类，随宜择用。

寒偏重　加桂姜

加干姜、桂枝，甚者加附子、肉桂。

邪气盛　去参良

身热者，小柴胡汤去人参，加桂枝二钱。服后食热
粥，温覆取微汗。

常山入　力倍强

小柴胡汤加常山二三钱。俗云：邪未净，不可用常山
以截之，不知常山非截邪之品，乃驱邪外出之品。仲景用
其苗，名曰蜀漆。

大虚者　独参汤

虚人久疟不愈，以人参一两、生姜五钱，水煎，五更
服极效。贫者以白术一两代之，热多者以当归代之。

单寒牝　理中匡

单寒无热，名曰牝疟，宜附子理中汤加柴胡治之。

单热瘅　白虎详

单热无寒，名曰瘅疟，或先热后寒，名曰热疟，俱宜
以白虎汤加桂枝治之。时医以六味汤加柴胡、芍药治之。

法外法　辨微茫

以上皆前医之成法。更法外有法，不可不辨而治之。

消阴翳　制阳光

热之不热，是无火也，益火之源，以消阴翳；寒之不寒，是无水也，壮水之主，以制阳光。

太仆注　慎勿忘

王太仆消阴制阳等注，千古不刊之论。赵养葵遵之，以八味丸益火之源，六味丸壮水之主，久疟多以此法收功。

痢症第六

湿热伤　赤白痢

王损庵论痢，专主湿热。其症里急后重，腹痛欲便不便，脓血秽浊，或白或赤，或赤白相半。

热胜湿　赤痢渍

胃为多气多血之海。热，阳邪也，热胜于湿，则伤胃之血分而为赤痢。

湿胜热　白痢坠

湿，阴邪也。湿胜于热，则伤胃之气分而为白痢。赤白相半，则为气血两伤。

调行箴　须切记

行血，则脓血自愈；调气，则后重自除。此四句为治初痢之格言，须切记之。

芍药汤　热盛饵

芍药汤调气行血，虽为初痢之总方，究竟宜于热症。

平胃加　寒湿试

寒湿泻痢初起者，以平胃散加干姜、泽泻、猪苓、木香治之。久而不愈，送下香连丸。

热不休　死不治

方书云：痢症发热不休者，不治。

痢门方　皆所忌

凡痢症初起即发热，非肌表有邪，即经络不和，温散而调营卫，外邪一解，痢亦松去。若概以为热，开手即用痢门套方，多有陷入变剧者。

桂葛投　鼓邪出

时医有发汗之戒，以其无外证而妄汗之也。若头痛、发热、恶寒，有汗宜用桂枝汤法，无汗宜用葛根汤法，鼓邪外出，然后治其痢。

外疏通　内畅遂

此二句是解"所以发汗之故也"。张飞畴云：当归四逆汤治痢极效。若发热而呕者，小柴胡汤、葛根黄连黄芩甘草汤。口渴下重者，白头翁汤如神。

嘉言书　独得秘

喻嘉言《医门法律》中议论甚见透彻。

寓意存　补金匮

喻嘉言《寓意草》中，如麻黄附子细辛汤及人参败毒散等案，却能补《金匮》所未及。

心腹痛胸痹第七

心胃疼　有九种

真心痛不治。今所云心痛者，皆心胞络及胃脘痛也。共有九种，宜细辨之。

辨虚实　明轻重

虚者喜按，得食则止，脉无力；实者拒按，得食愈痛，脉有力。二症各有轻重。

痛不通　气血壅

痛则不通，气血壅滞也。

通不痛　调和奉

通则不痛，气血调和也。高士宗云：通之之法，各有不同。调气以和血，调血以和气，通也；上逆者使之下行，中结者使之旁达，亦通也。虚者助之使通，寒者温之使通，无非通之之法也。若必以下泄为通，则妄矣。

一虫痛　乌梅丸

虫痛，时痛时止，唇舌上有白花点，得食愈痛。虫为厥阴风木之化，宜乌梅丸。

二注痛　苏合研

入山林古庙及见非常之物，脉乍大乍小，两手若出两人，宜苏合丸研而灌之。

三气痛　香苏专

因大怒及七情之气作痛，宜香苏饮加元胡索二钱，七气汤亦妙。又方，用百合一两、乌药三钱，水煎服。

四血痛　失笑先

瘀血作痛，痛如刀割，或有积块，脉涩，大便黑，宜桃仁承气汤、失笑散。

五悸痛　妙香诠

悸痛，即虚痛也。痛有作止，喜按，得食稍止，脉虚弱，宜妙香散或理中汤加肉桂、木香主之。

六食痛　平胃煎

食积而痛，嗳腐吞酸，其痛有一条杠起者，宜平胃散加山楂、谷芽主之。伤酒，再加葛根三钱、砂仁一钱。然新伤吐之、久伤下之为正法。

七饮痛　二陈咽

停饮作痛，时吐清水，或胁下有水声，宜二陈汤加白术、泽泻主之。甚者，十枣汤之类亦可暂服。

八冷痛　理中全

冷痛，身凉、脉细、口中和，宜理中汤加附子、肉桂主之。兼呕者，吴茱萸汤主之。

九热痛　金铃痊

热痛，身热、脉数、口中热，宜金铃子、元胡索各二两，研末，黄酒送下二钱，名金铃子散，甚效。如热甚者，用黄连、栀子之类，入生姜汁治之。

腹中篇　照诸篇

脐上属太阴，中脐属少阴，脐下属厥阴，两胁属少阳、厥阴之交界地面，宜分治之。然其大意与上相同。

金匮法　可回天

《金匮要略》中诸议论，皆死症求生之法。

诸方论　要拳拳

《中庸》云：得一善则拳拳服膺，而弗失之矣。腹满痛而下利者，虚也。吐泻而痛，太阴症也，宜理中汤。雷鸣、切痛、呕吐者，寒气也，宜附子粳米汤。此以下利而知其虚也。腹满痛而大便闭者，实也。闭痛而不发热者，宜厚朴三物汤专攻其里；闭痛而兼发热者，宜厚朴七物汤兼通表里；闭痛、发热、痛连胁下、脉紧弦者，宜大黄附子汤温下并行，此以便闭而知其实也。若绕脐疼痛，名寒疝，乌头煎之峻，不敢遽用，而当归生姜羊肉汤之妙，更不可不讲也。

又胸痹　非偶然

胸膺之上，人身之太空也。宗气积于此，非偶然也。

薤白酒　妙转旋

瓜蒌薤白白酒汤或加半夏或加枳实、薤白桂枝汤之类，皆转旋妙用。

虚寒者　建中填

心胸大寒，痛呕不能饮食，寒气上冲，有头足，不可触近，宜大建中汤主之。上中二焦，为寒邪所痹，故以参姜启上焦之阳，合饴糖以建立中气，而又加椒性之下行，降逆上之气，复下焦之阳，为补药主方。

隔食反胃第八

隔食病　津液干

方书名膈者，以病在膈上是也。又名隔者，以食物不下而阻隔也。津液干枯为隔食病源。

胃脘闭　谷食难

胃脘干枯闭小，水饮可行，食物难下。

时贤法　左归餐

赵养葵用大剂六味汤主之。高鼓峰仿赵养葵之法，以六味加生地、当归主之。杨乘六用左归饮去茯苓，加当归、生地，以左归饮中有甘草引入阳明，开展胃阴。去茯苓者，恐其旁流入坎，不如专顾阳明之速效也。

胃阴展　贲门宽

如膏如脂，叠积胃底，即胃阴也。久隔之人，则胃阴亡矣。高鼓峰云：治隔，一阳明尽之。阳明者，胃也。但使胃阴充拓，在上之贲门宽展，则食物入；在下之幽门、阑门滋润，则二便不闭，而隔症愈矣。

启膈饮　理一般

启膈饮亦是和胃养阴之意。但此方泄肺气之郁，彼方救肾水之枯，一阴一阳，宜择用之。

推至理　冲脉干

张石顽云：膈咽之间，交通之气不得降者，皆冲脉上行，逆气所作也。

大半夏　加蜜安

冲脉不治，取之阳明。仲景以半夏降冲脉之逆，即以白蜜润阳明之燥，加人参以生既亡之津液，用甘澜水以降逆上之水液。古圣之经方，惟仲景知用之。

金匮秘　仔细看

《金匮》明明用半夏，后人诸书皆以半夏为戒。毁圣之说，倡自何人？君子恶之！

若反胃　实可叹

食得入而良久反出，名为反胃。

朝暮吐　分别看

朝食暮吐，暮食朝吐，与隔食症宜分别而药之。

乏火化　属虚寒

王太仆云：食不得入，是有火也。食入反出，是无火也。此症属中焦、下焦火衰无疑。

吴萸饮　独附丸

妙在吴萸镇厥阴逆气，配入甘温，令震坤合德，土木不害。生附子以百沸汤俟温，浸去盐，日换汤三次。三日外去皮，放地上，四面以砖围，外以炭火烧一时，则附子尽裂，乘热投于姜汁，又如法制之，大抵一斤附子配一斤姜汁，以姜汁干为度，研末蜜丸。以粟米稀粥，送下二钱。

六君类　俱神丹

六君子汤加姜附及附子理中汤之类。

气喘第九

喘促症　治分门

气急而上奔，宜分别而治之。

卤莽辈　只贞元

贞元饮是治血虚而气无所附，以此饮济之、缓之。方中熟地、当归之润，所以济之。甘草之甘，所以缓之。常服调养之剂，非急救之剂也。今医遇元气欲脱上奔之症，每用此饮以速其危，良可浩叹！

阴霾盛 龙雷奔

喘症多属饮病。饮为阴邪，非离照当空，群阴焉能退避，若地黄之类，附和其阴，则阴霾冲逆肆空，饮邪滔天莫救，而龙雷之火，愈因以奔腾矣。

实喘者 痰饮援

喘症之实者，风寒不解，有痰饮而为之援，则咳嗽甚而喘症作矣。

葶苈饮 十枣汤

肺气实而气路闭塞为喘者，以葶苈大枣泻肺汤主之。咳嗽气喘，心下停饮，两胁满痛者，以十枣汤主之。

青龙辈 撤其藩

此方解表，兼能利水，治内外合邪，以两撤之。

虚喘者 补而温

虚喘气促，不能接续，脉虚细无力，"温补"二字宜串看。有以温为补者，有以补为温者，切不可走于贞元一路，留滞痰涩也。

桂苓类　肾气论

仲景云：气短有微饮者，宜从小便去之，桂苓术甘汤主之，肾气丸亦主之。

平冲逆　泄奔豚

冲气上逆，宜小半夏加茯苓汤以降之。奔豚症初起，脐下动气，久则上逆冲心，宜茯苓桂枝甘草大枣汤以安之。

真武剂　治其源

经云：其标在肺，其本在肾。真武汤为治喘之源也。

金水母　主诸坤

肺属金而主上，肾属水而主下，虚喘为天水不交之危候，治病当求其本。须知天水一气，而位乎天水之中者，坤土也。况乎土为金母，金为水母，危笃之症，必以脾胃为主。

六君子　妙难言

六君子汤加五味、干姜、北细辛，为治喘神剂。面肿加杏仁，面热如醉加大黄。此法时师闻之，莫不惊骇，能读《金匮》者，始知予言之不谬也。

他标剂　忘本根

唯黑锡丹镇纳元气，为喘症必用之剂。此外如苏子降气汤、定喘汤及沉香黑铅之类，皆是害人之物。

血证第十

血之道　化中焦

经曰：中焦受气取汁，变化而赤是谓血。

本冲任　中溉浇

血之流溢，半随冲任而行于经络。

温肌腠　外逍遥

血之流溢，半散于脉外而充肌腠皮毛。

六淫逼　经道摇

六淫者，风、寒、暑、湿、燥、火也。经，常也；道，路也。言血所常行之路也，外邪伤之则摇动。

宜表散　麻芍条

外伤宜表散。东垣治一人内蕴虚热，外感大寒而吐血。法仲景麻黄汤加补剂，名麻黄人参芍药汤，一服而愈。

七情病　溢如潮

七情者，喜、怒、哀、惧、爱、恶、欲也。七情之动，出于五志。医书恒谓五脏各有火，五志激之则火动，火动则血随火而溢。然五志受伤既久，则火为虚，宜以甘温之法治之。

引导法　草姜调

甘草干姜汤，如神，或加五味子二钱。火盛者，加干桑皮三钱、小麦一两。时医因归脾汤有引血归脾之说，谓引血归脾即是归经。试问脾有多大，能容离经之血成斗成盆，尽返而归于内而不裂破乎？市医固无论矣，而以名医自负者，亦蹈此弊，实可痛恨。

温摄法　理中超

理中汤加木香、当归煎服。凡吐血服凉药及滋润益甚，外有寒冷之象者，是阳虚阴走也，必用此方。血得暖则循行经络矣。此法出《仁斋直指》。

凉泻法　令瘀销

火势盛，脉洪有力，寒凉之剂原不可废。但今人于血证每用藕节、黑栀、白及、旧墨之类以止涩之，致留瘀不散，以为咳嗽虚劳之基。《金匮》泻心汤大黄倍于芩连，为寒以行瘀法。柏叶汤治吐不止，为温以行瘀法。二方为一温一寒之对子。

赤豆散　下血标

粪前下血为近血，《金匮》用当归赤小豆散。

若黄土　实翘翘

粪后下血为远血，《金匮》用黄土汤。

一切血　此方饶

黄土汤，不独粪后下血方也。凡吐血、衄血、大便血、小便血、妇人血崩及血痢久不止，可以统治之。以此方暖中宫土脏，又以寒热之品互佐之，步步合法也。五脏有血，六腑无血。观剖诸兽腹心下夹脊，包络中多血，肝内多血，心、脾、肺、肾中各有血，六腑无血。近时以吐血多者谓为吐胃血，皆耳食昔医之误，凡吐五脏血必死。若吐血、衄血、下血，皆是经络散行之血也。

水肿第十一

水肿病　有阴阳

肿，皮肤肿大。初起目下有形如卧蚕，后渐及于一身，按之即起为水肿，按之陷而不起为气肿。景岳以即起为气，不起为水，究之气行水即行，水滞气亦滞，可以分，可以不必分也。只以阴水、阳水为分别。

便清利　阴水殃

小便自利，口不渴属寒，名为阴水。

便短缩　阳水伤

小便短缩，口渴，属热，为阳水。

五皮饮　元化方

以皮治皮，不伤中气。方出华元化《中藏经》。

阳水盛　加通防

五皮饮加木通、防己、赤小豆之类。

阴水盛　加桂姜

五皮饮加干姜、肉桂、附子之类。

知实肿　萝枳商

知者，真知其病情，而无两可之见。壮年肿病骤起，脉实者，加萝卜籽、枳实之类。

知虚肿　参术良

老弱病久，肿渐成，脉虚者，加人参、白术之类。

兼喘促　真武汤

肿甚、小便不利、气喘、尺脉虚者，宜真武汤暖土行水。间用桂苓甘术汤化太阳之气，守服十余剂。继用导水茯苓汤二剂愈。今人只重加味肾气丸，而不知其补助阴气，反益水邪，不可轻服也。

从俗好　别低昂

以上诸法，皆从俗也。然从俗中而不逾先民之矩矱，亦可以救人。

五水辨　金匮详

病有从外感而成者，名风水。病从外感而成，其邪已渗入于皮，不在表而在里者，名皮水。病有不因于风，由三阴结而成水者，名正水。病有阴邪多而沉于下者，名石水。病有因风因水伤心郁热，名黄汗。《金匮》最详，熟读全书，自得其旨，否则卤莽误事耳。药方中精义颇详，宜细玩之。

补天手　十二方

越婢汤、防己茯苓汤、越婢加白术汤、甘草麻黄汤、麻黄附子汤、杏子汤、蒲灰散、芪芍桂酒汤、桂枝加黄芪汤、桂甘姜枣麻辛附子汤、枳术汤、附方《外台》防己黄芪汤。

肩斯道　勿炎凉

群言淆异衷于圣，以斯道为己任，勿与世为浮沉，余有厚望焉。

卷 二

胀满蛊胀第十二（水肿参看）

胀为病　辨实虚

胀者，胀之于内也。虚胀，误攻则坏；实胀，误补则增。

气骤滞　七气疏

七气汤能疏通滞气。

满拒按　七物祛

腹满拒按，宜《金匮》厚朴七物汤，即桂枝汤、小承气汤合用，以两解表里之实邪也。

胀闭痛　三物锄

腹满而痛，若大便实者，宜《金匮》厚朴三物汤，行气中兼荡实法，以锄其病根。以上言实胀之治法。

若虚胀　且踌躇

仔细诊视，勿轻下药。

中央健　四旁如

喻嘉言云：执中央以运四旁，千古格言。

参竺典　大地舆

土木无忤则为复，《佛经》以风轮主持大地。余于此悟到治胀之源头。

单腹胀　实难除

四肢不肿而腹大如鼓。

山风卦　指南车

《周易》卦象，山风蛊。

易中旨　费居诸

《易》曰：蛊，刚上而柔下，巽而止蛊。注：卦变、卦体，刚上柔下，上情高亢而不下接，下情退缩而不上交，两情不相通也。卦德，下巽上止，在下逡巡畏缩，而无敢为之心，在上因循止息，而无必为之志，庶事日以隳也。此言致蛊之由，医者参透此理，亦知蛊病之由。《易》又曰：蛊，元亨而天下治也。利涉大川，往有事也。先甲三日，后甲三日，终则有始天行也。

注：当蛊坏之日，有人以治之，以至于元亨，而天下之治，实始于此也。曰利涉大川者，言治蛊之人宜涉险

阻以济之。其止也，当矫之以奋发；其巽也，当矫之以刚果，是往有事也。治之道，必先甲三日以更始，后甲三日以图终，则拨乱反治，乱之终即治之始，终则有始。人事之挽回，即天运之循环天行也。此言治蛊之事，医者参透此理，亦可以治蛊病矣。要知人身中胃属艮卦，不欲其一向苟止；肝属巽卦，不欲其一向卑巽，利涉大川，元亨前大有经济自新，丁宁涉川时大费精神，能具此回天手段，而后无愧为上医。

暑证第十三

伤暑病　动静商

夏月伤暑分动静者，说本东垣。

动而得　热为殃

得于长途赤日，身热如焚，面垢，体倦，口渴，脉洪而弱。

六一散　白虎汤

六一散治一切暑证。白虎汤加人参者，以大汗不止，暑伤元气也；加苍术者，治身热足冷，以暑必挟湿也。

静而得　起贪凉

处于高厦凉室，畏热贪凉，受阴暑之气。

恶寒象　热逾常

恶寒与伤寒同，而发热较伤寒倍盛。

心烦辨　切莫忘

虽同伤寒，而心烦以别之，且伤寒脉盛，伤暑脉虚。

香薷饮　有专长

香薷发汗利水，为暑证之专药也。有谓夏月不可用香薷，则香薷将用于何时也？

大顺散　从症方

此治暑天畏热贪凉成病，非治暑也。此舍时从症之方。

生脉散　久服康

此夏月常服之剂，非治病方也。

东垣法　防气伤

暑伤元气，药宜从补，东垣清暑益气汤颇超。

杂说起　道弗彰

以上皆诸家之臆说，而先圣之道反为之晦，若行道人，不可不熟记之，以资顾问。

若精蕴　祖仲师

仲景《伤寒论》《金匮要略·痉湿暍病篇》，字字皆精义奥蕴。

太阳病　旨在兹

仲师谓太阳中暍，太阳二字，大眼目也，因人俱认为热邪，故提出太阳二字，以暍醒之。寒暑皆为外邪，中于阳而阳气盛，则寒亦为热；中于阳而阳气虚，则暑亦为寒。若中于阴，无分寒暑，皆为阴症。如酷暑炎热，并无寒邪，反多阴症。总之，邪之中人，随人身之六气、阴阳、虚实而旋转变化，非必伤寒为阴，中暑为阳也。

经脉辨　标本歧

师云：太阳中暍发热者，病太阳而得标阳之气也。恶寒者，病太阳而得本寒之气也。身重而疼痛者，病太阳通体之经也。脉弦细芤迟者，病太阳通体之脉也。小便已洒洒然毛耸、手足逆冷者，病太阳本寒之气不得阳热之化也。小有劳，身即热，口开前板齿燥者，病太阳标阳之化不得阴液之滋也。此太阳中暍，标本经脉皆病。治当助其标本，益其经脉，若妄施汗下温针，则误矣。

临症辨　法外思

愚按：借用麻杏石甘汤治中暑头痛、汗出、气喘、口渴之外症，黄连阿胶鸡子黄汤治心烦不得卧之内症，至柴胡、栀子、承气等汤，俱可取用。师云：渴者，与猪苓汤。又云：瘀热在里，用麻连轺豆汤，育阴利湿，俱从小便而出。此法外之法，神而明之，存乎其人焉。

方两出　　大神奇

暑之中人，随人之阴阳、虚实为旋转变化。如阳脏多火，暑即寓于火之中，为汗出而烦渴，师有白虎加人参之法。如阴脏多湿，暑即伏于湿之内，为身热、疼重、脉微弱，师以夏月伤冷水，水行皮肤所致，指暑病以湿为病，治以一物瓜蒂汤，令水去而湿无所依，而亦解也。

泄泻第十四

湿气胜　　五泻成

《书》云：湿成五泻。

胃苓散　　厥功宏

胃苓散暖脾、平胃、利水，为泄泻之要方。

湿而热　　连芩程

胃苓散加黄芩、黄连，热甚，去桂枝加干葛。

湿而冷　萸附行

胃苓散加吴茱萸、附子之类，腹痛加木香。

湿挟积　曲楂迎

食积加山楂、神曲，酒积加葛根。

虚兼湿　参附苓

胃苓散加人参、附子之类。

脾肾泻　近天明

五鼓以后泻者，肾虚也。泻有定时者，土主信，脾虚也。故名脾肾泻，难治。

四神服　勿纷更

四神丸加白术、人参、干姜、附子、茯苓、罂粟壳之类为丸，久服方效。

恒法外　内经精

照此法治而不愈者，宜求之《内经》。

肠脏说　得其情

肠热脏寒，肠寒脏热。《内经》精义，张石顽颇得其解。

泻心类　特丁宁

诸泻心汤张石顽俱借来治泻，与《内经》之旨颇合。详载《医学从众录》。

眩晕第十五

眩晕症　皆属肝

《内经》云：诸风掉眩，皆属于肝。

肝风木　相火干

厥阴为风木之脏，厥阴风木为少阳相火所居。

风火动　两动搏

风与火皆属阳而主动，两动相搏，则为旋转。

头旋转　眼纷繁

此二句，写眩晕之象也。

虚痰火　各分观

仲景主痰饮；丹溪宗河间之说，谓无痰不眩，无火不晕。《内经》云：精虚则眩。又云：肾虚则头重高摇，髓海不足则脑转耳鸣。诸说不同如此。

究其旨　总一般

究其殊途同归之旨，木动则生风，风生而火发，故河间以风火立论也。风生必挟木势而克土，土病则聚液而成痰，故仲景以痰饮立论，丹溪以痰火立论也。究之肾为肝母，肾主藏精，精虚则脑空，脑空则旋转而耳鸣。故《内经》以精虚及髓海不足立论也。言虚者言其病根，言实者言其病象，其实一以贯之也。

痰火亢　大黄安

寸脉滑，按之益坚者，为上实。丹溪用大黄一味，酒炒三遍为末，茶调下一二钱。

上虚甚　鹿茸餐

寸脉大，按之即散者，为上虚，宜鹿茸酒。鹿茸生于头，取其以类相从，且入督脉而通于脑。每用半两，酒煎去滓，入麝香少许服。或用补中益气汤及芪术膏之类。此症如钩藤、天麻、菊花之类，俱可为使。

欲下取　求其端

端，头也，谓寻到源头也。欲荣其上，必灌其根，古人有上病取下法。

左归饮　正元丹

左归饮加肉苁蓉、川芎、细辛，甚效。正元丹亦妙。

呕哕吐第十六（呃逆附）

呕吐哕　皆属胃

呕字从沤，沤者，水也，口中出水而无食也；吐字从土，土者，食也，口中吐食而无水也。呕吐者，水与食并出也。哕者，口中有秽味也，又谓之干呕，口中有秽味，未有不干呕也。呃逆者，气冲有声，声短而频也。其病皆属于胃。

二陈加　时医贵

二陈汤倍生姜，安胃降逆药也。寒加丁香、砂仁；热加黄连、鲜竹茹、石斛之类。

玉函经　难仿佛

寒热攻补，一定不移。

小柴胡　少阳谓

寒热往来而呕者，属少阳也。

吴茱萸　平酸味

吴茱萸汤治阳明食谷欲呕者，又治少阴症吐利、手足逆冷、烦躁欲死者，又治干呕吐涎沫者。此症呕吐，多有酸味。

食已吐　胃热沸

食已即吐，其人胃素有热。食复入，两热相冲，不得停留。

黄草汤　下其气

大黄甘草汤治食已即吐。《金匮》云：欲吐者，不可下之。又云：食已即吐者，大黄甘草汤下之。何也？曰：病在上而欲吐，宜因而越之。若逆之使下，则必愦乱益甚。若即吐矣，吐而不已，是有升无降，当逆折之。

食不入　火堪畏

王太仆云：食不得入，是有火也。

黄连汤　为经纬

喻嘉言用进退黄连汤，柯韵伯用干姜黄连黄芩人参汤，推之泻心汤亦可借用。以次数汤为经纬。

若呃逆　代赭汇

代赭旋覆汤治噫气，即治呃逆。若久病呃逆，为胃气将绝，用人参一两，干姜、附子各三钱，丁香、柿蒂各一钱，可救十中之一。

癫狂病第十七

重阳狂　重阴癫

《内经》云：重阳者狂，重阴者癫。

静阴象　动阳宣

癫者，笑哭无时，语言无序，其人常静。狂者，詈骂不避亲疏，其人常动。

狂多实　痰宜蠲

蠲除顽痰，滚痰丸加乌梅、朱砂治之，生铁落饮、当归承气汤亦妙。

癫虚发　石补天

磁朱丸是炼石补天手法，骆氏《内经拾遗》用温胆汤。

忽搐搦　痫病然

手足抽掣，猝倒无知，忽作忽止，病有间断，故名曰痫。

五畜状　吐痰涎

肺如犬吠，肝如羊嘶，心如马鸣，脾如牛吼，肾如猪叫，每发必口角流涎。

有生病　历岁年

由母腹中受惊，积久失调，一触而发。病起于有生之初，非年来之新病也。《内经拾遗》用温胆汤，柯韵伯用磁朱丸。

火气亢　芦荟平

火气亢，必以大苦大寒之剂以降之，宜当归芦荟丸。

痰积痼　丹矾穿

丹矾丸能穿入心包络，导其痰涎从大便而出，然不如磁朱丸之妥当。

三症本　厥阴恙

以上治法，时医习用而不效者，未知其本在于厥阴也。厥阴属风木，与少阳相火同居。厥阴之气逆，则诸气皆逆。气逆则火发，火发则风生。风生则挟木势而害土，土病则聚液而成痰。痰成必归进入心，为以上诸证。

体用变　标本迁

其本阴，其体热。

伏所主　所因先

伏其所主，先其所因。

收散互　逆从连

或收或散，或逆或从，随所利而行之。

和中气　妙转旋

调其中气，使之和平。自伏所主至此，其小注俱《内经》本文。转旋，言心手灵活也，其要旨在"调其中气"二句。中气者，土气也。治肝不应，当取阳明，制其侮也。

悟到此　治立痊

症虽可治，而任之不专，亦无如之何已。

五淋癃闭赤白浊遗精第十八

五淋病　皆热结

淋者，小便痛涩淋沥，欲去不去，欲止不止是也，皆热气结于膀胱。

膏石劳　气与血

石淋下如沙石，膏淋下如膏脂，劳淋从劳力而得，气淋气滞不通、脐下闷痛，血淋瘀血停蓄、茎中割痛。

五淋汤　是秘诀

石淋以此汤煎送发灰、滑石、石首鱼头内石研末。膏淋合草薢分清饮。气淋加荆芥、香附、生麦芽；不愈，再加升麻或用吐法。劳淋合补中益气汤。血淋加牛膝、郁金、桃仁，入麝香少许温服。

败精淋　加味啜

过服金石药，与老人阳已痿，思色以降其精，以致内败而为淋，宜前汤加萆薢、石菖蒲、菟丝子以导之。

外冷淋　肾气咽

五淋之外，又有冷淋。其症外候恶冷，喜饮热汤，宜加味肾气丸以盐汤咽下。

点滴无　名癃闭

小便点滴不通，与五淋之短缩不同。

气道调　江河决

前汤加化气之药，或吞滋肾丸多效。《孟子》云：若决江河，沛然莫之能御也。引来喻小便之多也。

上窍通　下窍泄

如滴水之器，闭其上而倒悬之，点滴不能下也。去其上闭，而水自通。宜服补中益气汤，再服以手探吐。

外窍开　水源凿

又法：启其外窍，即以开其内窍。麻黄力猛，能通阳气于至阴之地下。肺气主皮毛，配杏仁以降气，下达州都，导水必自高原之义也。以前饮加此二味甚效。夏月不敢用麻黄，以苏叶、防风、杏仁等分，水煎服，温覆微汗，水即利矣。虚人以人参、麻黄各一两，水煎服，神效。

分利多　医便错

愈利愈闭矣。

浊又殊　窍道别

淋出溺窍，浊出精窍。

前饮投　精愈涸

水愈利而肾愈虚矣。

肾套谈　理脾恪

治浊只用肾家套药，不效。盖以脾主土，土病湿热下注，则小水浑浊。湿胜于热则为白浊，热胜于湿则为赤浊，湿热去则浊者清矣。

分清饮　佐黄柏

萆薢分清饮加苍术、白术，再加黄柏苦以燥湿，寒以除热。

心肾方　随补缀

六八味汤丸加龙牡，肾药也。四君子汤加远志，心药也。心肾之药与前饮间服。

若遗精　另有说

与浊病又殊。

有梦遗　龙胆折

有梦而遗，相火旺也。余每以龙胆泻肝汤送下五倍子丸二钱，多效。张石顽云：肝热则火淫于内，魂不内守，故多淫梦失精。又云：多是阴虚阳扰，其作必在黎明阳气发动之时，可以悟矣。妙香散甚佳。

无梦遗　十全设

无梦而遗，是气虚不能摄精，宜十全大补汤加龙骨、牡蛎、莲须、五味子、黄柏，为丸常服。

坎离交　亦不切

时医遇此症，便云心肾不交，用茯神、远志、莲子、枣仁之类，未中病情，皆不切之套方也。

疝气第十九

疝任病　归厥阴

经云：任脉为病，外结七疝，女子带下瘕聚。丹溪专治厥阴者，以肝主筋，又主痛也。

寒筋水　气血寻

寒疝、水疝、筋疝、气疝、血疝。

狐出入　癞顽麻

狐疝，卧则入腹，立则出腹。癞疝，大如升斗，顽麻不痛。

专治气　景岳箴

景岳云：疝而曰气者，病在气也。寒有寒气，热有热气，湿有湿气，逆有逆气，俱当兼用气药也。

五苓散　加减斟

《别录》以此方加川楝子、木通、橘核、木香通治诸疝。

茴香料　著医林

三层茴香丸治久疝，虽三十年之久，大如栲栳，皆可消散。

痛不已　须洗淋

阴肿核中痛，《千金翼》用雄黄一两、矾石二两、甘草一尺、水一斗，煮二升，洗之，如神。

痰饮第二十

痰饮源　水气作

水气上逆，得阳煎熬则稠而成痰，得阴凝聚则稀而成饮。然水归于肾，而受制于脾，治者必以脾肾为主。

燥湿分　治痰略

方书支离不可听，只以燥湿为辨。燥痰宜润肺，湿痰宜温脾，握要之法也。宜参之《虚劳》《咳嗽》等篇。或老痰宜王节斋化痰丸，实痰怪症宜滚痰丸之类。

四饮名　宜斟酌

《金匮》云：其人素盛今瘦，水走肠间，沥沥有声，谓之痰饮。注：即今之久咳痰喘是也。饮后水流在胁下，咳唾引痛，谓之悬饮。注：即今之停饮胁痛症也。饮水流行，归于四肢，当汗出而不汗出，身体疼重，谓之溢饮。注：即今之风水、水肿症也。咳逆倚息，气短不得卧，其形如肿，谓之支饮。注：即今之停饮喘满不得卧症也。

又，支饮，偏而不中正也。

参五脏　细量度

饮犹未尽，饮邪之为病也。凡五脏有偏虚之处，而饮留之。言脏不及腑者，腑属阳，在腑则行矣。《金匮》曰：水在心，心下坚筑短气，恶水不欲饮。水在肺，吐涎沫，欲饮水。水在脾，少气，身重。水在肝，胁下支满，嚏而痛。水在肾，心下悸。

补和攻　视强弱

宜补，宜攻，宜和，视乎病情，亦视乎人之本体强弱而施治也。

十六方　各凿凿

苓桂术甘汤、肾气丸、甘遂半夏汤、十枣汤、大青龙汤、小青龙汤、木防己汤、木防己加茯苓芒硝汤、泽泻汤、厚朴大黄汤、葶苈大枣泻肺汤、小半夏汤、己椒苈黄丸、小半夏加茯苓汤、五苓散，附外台茯苓饮。

温药和　博返约

《金匮》云：病痰饮者，当以温药和之。忽揭出"温药和之"四字，即金针之度也。盖痰饮，水病也。水归于肾，而受制于脾。欲水由地中行而归其壑者，非用温药以化气不可也；欲水不泛溢而筑以堤防者，非用温药以补脾不可也。如苓桂术甘汤、肾气丸、小半夏汤、五苓散之类，皆温药也。即如十枣汤之十枚大枣，甘遂半夏汤之半升白蜜，木防己汤之之参、桂，葶苈汤之大枣，亦寓温和之意。至于攻下之法，不过一时之权宜，而始终不可离温和之旨也。

阴霾除　阳光灼

饮为阴邪，必使离照当空，而群阴方能退散。余每用参苓术附加生姜汁之类取效。

滋润流　时医错

方中若杂以地黄、麦冬、五味附和其阴，则阴霾冲逆肆空，饮邪滔天莫救矣。即肾气丸亦宜慎用。

真武汤　水归壑

方中以茯苓之淡以导之，白术之燥以制之，生姜之辛以行之，白芍之苦以泄之，得附子本经之药，领之以归其壑。

白散方　窥秘钥

《三因》白散之妙，喻嘉言解之甚详。见于《医门法律·中风门》。

消渴第二十一

消渴症　津液干

口渴不止为上消，治以人参白虎汤。食入即饥为中消，治以调胃承气汤。饮一溲一，小便如膏为下消，治以肾气丸。其实皆津液干之病也，赵养葵变其法。

七味饮　一服安

赵养葵云：治消症无分上、中、下，但见大渴、大燥，须六味丸料一斤、肉桂一两、五味子一两，水煎六七碗。恣意冷饮之，睡熟而渴如失矣。白虎、承气汤皆非所治也。

金匮法　别三般

能食而渴者，重在二阳论治。以手太阳主津液，足太阳主血也。饮一溲一者，重在少阴论治。以肾气虚不能收摄，则水直下趋，肾气虚不能蒸动，则水不上济也。不能食而气冲者，重在厥阴论治。以一身中唯肝火最横，燔灼无忌，耗伤津液，而为消渴也。《金匮》论消渴，开口即揭此旨，以补《内经》之未及，不必疑其错简也。

二阳病　治多端

劳伤荣卫，渐郁而为热者，炙甘草汤可用，喻嘉言清燥汤即此汤变甘温为甘寒之用也。热气蒸胸者，人参白虎汤可用，《金匮》麦门冬汤即此汤变甘寒而为甘平之用也。消谷大坚者，麻仁丸加当归、甘草、人参可用，妙在滋液之中攻其坚也。盖坚则不能消水，如以水投石，水去而石自若也。消症属火，内郁之火本足以消水，所饮之水本足以济渴。只缘胃中坚燥，全不受水之浸润，转从火热之势，急走膀胱，故小便愈数而愈坚，愈坚而愈消矣。此论本喻嘉言最精。

少阴病　肾气寒

饮水多小便少名上消，食谷多而大便坚名食消，亦名中消，上中二消属热。唯下消症饮一溲一，中无火化，可知肾气之寒也，故用肾气丸。

厥阴病　乌梅丸

方中甘、辛、苦、酸并用。甘以缓之，所以遂肝之志也。辛以散之，所以悦肝之神也。苦以降之，则逆上之火顺而下行矣。酸以收之，以还其曲直作酸之本性，则率性而行所无事矣。故此丸为厥阴症之总剂。治此症除此丸外，皆不用苦药，恐苦从火化也。

变通妙　燥热餐

有脾不能为胃行其津液，肺不能通调水道而为消渴者，人但知以清润治之，而不知脾喜燥而肺恶寒。试观泄泻者必渴，此因水津不能上输而惟下泄故尔。以燥脾之药治之，水液上升即不渴矣。余每用理中丸汤倍白术加瓜蒌根，神效。

伤寒瘟疫第二十二

伤寒病　极变迁

太阳主一身之表，司寒水之经。凡病自外来者，皆谓伤寒，非寒热之变也。变迁者，或三阳、或三阴、或寒化、或热化及转属、合并之异。

六经法　有真传

太阳寒水，其经主表，编中备发汗诸法。阳明燥金，其经主里，编中备攻里诸法。少阳相火，其经居表里之界，所谓阳枢也，编中备和解诸法。太阴湿土，纯阴而主寒，编中备温补诸法。少阴君火，标本寒热不同，所谓阴枢也，编中寒热二法并立。厥阴风木，木中有火而主热，编中备清火诸法。虽太阳亦有里证，阳明亦有表证，太阴亦有热症，厥阴亦有寒症，而提纲却不在此也。

头项病　太阳编

三阳俱主表，而太阳为表中之表也。论以头痛、项强、发热、恶寒为提纲,有汗宜桂枝汤,无汗宜麻黄汤。

胃家实 阳明编

阳明为表中之里,主里实症,宜三承气汤。论以胃家实为提纲。又鼻干、目痛、不眠为经病。若恶寒、头痛,为未离太阳。审其有汗、无汗,用桂枝、麻黄法。无头痛、恶寒,但见壮热、自汗、口渴,为已离太阳,宜白虎汤。仲景提纲不以此者,凡解表诸法求之太阳,攻里诸法求之阳明,立法之严也。

眩苦呕 少阳编

少阳居太阳、阳明之界,谓之阳枢,寒热相杂。若寒热往来于外,为胸胁满烦,宜大小柴胡汤。若寒热互搏于中,呕吐腹痛,宜黄连汤。痞满呕逆,宜半夏泻心汤。拒格食不入,宜干姜黄连人参汤。若邪全入于胆腑,下攻于脾为自利,宜黄芩汤。上逆于胃,利又兼呕,宜黄芩加半夏生姜汤。论以口苦、咽干、目眩为提纲。

吐利痛 太阴编

太阴湿土,为纯阴之脏,从寒化者多,从热化者少,此经主寒症而言,宜理中汤、四逆汤为主,第原本为王叔和所乱耳。论以腹中满、吐食、自利不渴、手足自温、腹时痛为提纲。

但欲寐　少阴编

少阴居太阴、厥阴之界，谓之阴枢，有寒有热。论以脉微细、但欲寐为提纲。寒用麻黄附子细辛汤、麻黄附子甘草汤及白通汤、通脉四逆汤。热用猪苓汤、黄连鸡子黄汤及大承气汤诸法。

吐蚘渴　厥阴编

厥阴，阴之尽也。阴尽阳生，且属风木，木中有火，主热症而言。论以消渴、气上冲心、心中疼热、饥不欲食、食则吐蚘、下之利不止为提纲，乌梅丸主之。自利下重饮水者，白头翁汤主之。凡一切宜发表法，备之太阳；一切宜攻里法，备之阳明；一切宜和解法，备之少阳；一切宜温补法，备之太阴；一切宜寒凉法，备之厥阴；一切寒热兼用法，备之少阴。此仲景《伤寒论》之六经与《内经·热病论》之六经不同也。

长沙论　叹高坚

仰之弥高，钻之弥坚。

存津液　是真诠

存津液是全书宗旨，善读书者，读于无字处。如桂枝汤甘温以解肌养液也；即麻黄汤直入皮毛，不加姜之辛热，枣之甘壅，从外治外，不伤营气，亦养液也；承气汤急下之，不使邪火灼阴，亦养液也；即麻黄附子细辛汤用附子以固少阴之根，令津液内守，不随汗涣，亦养液也；麻黄附子甘草汤以甘草易细辛，缓麻黄于中焦，取水谷之津而为汗，毫不伤阴，更养液也。推之理中汤、五苓散，必啜粥饮。小柴胡汤、吴茱萸汤皆用人参，何一而非养液之法乎？

汗吐下　温清悬

在表宜汗，在胸膈宜吐，在里宜下。寒者温之，热者清之。

补贵当　方而圆

虚则补之。合上为六法。曰方而圆者，言一部《伤寒论》全是活法。

规矩废　甚于今

自王叔和而后，注家多误。然亦是非参半，今则不知《伤寒论》为何物，规矩尽废矣。

二陈尚　九味寻

人皆曰二陈汤为发汗平稳之剂，而不知茯苓之渗，半夏之涩，皆能留邪生热，变成谵语、不便等症。人皆曰九味羌活汤视麻桂二汤较妥，而不知太阳病重，须防侵入少阴。此方中有芩、地之苦寒，服之不汗，恐苦寒陷入少阴，变成脉沉细但欲寐之症；服之得汗，恐苦寒戕伐肾阳，阳虚不能内固，变成遂漏不止之症。时医喜用此方，其亦知此方之流弊，害人匪浅也。

香苏外　平胃临

香苏饮力量太薄，不能驱邪尽出，恐余邪之传变多端。平胃散为燥湿消导之剂，仲景从无燥药发汗之法。且外邪未去，更无先攻其内法。

汗源涸　耗真阴

阴者，阳之家也。桂枝汤之芍药及啜粥，俱是滋阴以救汗源。麻黄汤之用甘草与不啜粥，亦是保阴以救汗源。景岳误认其旨，每用归、地，贻害不少。

邪传变　病日深

治之得法，无不即愈。若逆症、坏症、过经不愈之症，皆误治所致也。

目击者　实痛心

人之死于病者少，死于药者多。今行道人先学利口，以此药杀人，即以此药得名，是可慨也。吾知其殃在子孙。

医医法　脑后针

闻前辈云，医人先当医医。以一医而治千万人，不过千万人计耳。救一医便救千万人，救千万医便救天下后世无量恒河沙数人耳。余所以于医者脑后，痛下一针。

若瘟疫　治相侔

四时不正之气及方土异气、病人秽气，感而成病，则为瘟疫。虽有从经络入、从口鼻入之分，而见证亦以六经为据，与伤寒同。

通圣散　两解求

仲师于太阳条，独挈出发热不恶寒而渴为温病，是遵《内经》人伤于寒，则为热病；冬伤于寒，春必病温；先夏至日为病温，后夏至日为病暑之三说也。初时用麻杏甘石汤，在经用白虎加人参汤，入里用承气汤及太阴之茵陈蒿汤，少阴之黄连阿胶汤、猪苓汤，厥阴之白头翁汤等，皆其要药，究与瘟疫之病不同也。瘟疫之病，皆新感乖戾之气而发，初起若兼恶寒者，邪从经络入，用人参败毒散为匡正托邪法。初起若兼胸满口吐黄涎者，邪从口鼻入，用藿香正气散为辛香解秽法。唯防风通圣散面面周到，即初起未必内实，而方中之硝、黄，别有妙用，从无陷邪之害。若读仲师书死于句下者，闻之无不咋舌，而不知其有利无弊也。

六法备　汗为尤

汗、吐、下、温、清、补，为治伤寒之六法。六法中唯取汗为要，以瘟疫得汗则生，不得汗则死。汗期以七日为准，如七日无汗，再俟七日以汗之。又参论中圣法，以吐之、下之、温之、清之、补之，皆所以求其汗也。详于《时方妙用》中。

达原饮　昧其由

吴又可谓病在膜原，以达原饮为首方，创异说以欺人，实昧其病由也。

司命者　勿逐流

医为人之司命，熟读仲圣书而兼临症之多者。自有定识，切不可随波逐流。

妇人经产杂病第二十三

妇人病　四物良

与男子同，唯经前产后异耳。《济阴纲目》以四物汤加香附、炙草为主，凡经前产后，俱以此出入加减。

月信准　体自康

经水一月一至，不愆其期，故名月信。经调则体自康。

渐早至　药宜凉

血海有热也，宜加味四物汤加续断、地榆、黄芩、黄连之类。

渐迟至　重桂姜

血海有寒也，宜加味四物汤加干姜、肉桂之类，甚加附子。

错杂至　气血伤

经来或早或迟不一者，气血虚而经乱也，宜前汤加人参、白术、黄芪之类。

归脾法　主二阳

《内经》云：二阳之病发心脾，有不得隐曲，为女子不月，宜归脾汤。

兼郁结　逍遥长

郁气伤肝，思虑伤脾，宜加味逍遥散。

种玉者　即此详

种子必调经，以归脾汤治其源，以逍遥散治其流，并以上诸法皆妙，不必他求。唯妇人体肥厚者，恐子宫脂满，另用二陈汤加川芎、香附为丸。

经闭塞　禁地黄

闭塞脉实，小腹胀痛，与二阳病女子不月者不同。虽四物汤为妇科所不禁，而经闭及积瘀实症，宜去地黄之濡滞，恐其护蓄血不行也。加醋炒大黄二钱、桂一钱、桃仁二钱，服五六剂。

孕三月　六君尝

得孕三月之内，多有呕吐、不食，名恶阻，宜六君子汤。俗疑半夏碍胎，而不知仲师惯用之妙品也。高鼓峰云：半夏合参、术，为安胎、止呕、进食之上药。

安胎法　寒热商

四物汤去川芎为主，热加黄芩、白术、续断，寒加艾叶、阿胶、杜仲、白术。大抵胎气不安，虚寒者多。庸医以"胎火"二字惑人，误人无算。

难产者　保生方

横生、倒产、浆水太早、交骨不开等症，宜保生无忧散。

开交骨　归芎乡

交骨不开，阴虚故也，宜加味芎归汤。

血大下　补血汤

胎，犹舟也；血，犹水也。水满则舟浮。血下太早，则干涸而胎阻矣，宜当归补血汤加附子三钱。欲气旺则血可速生，且欲气旺而推送有力，加附子者取其性急，加酒所以速芪、归之用也。保生无忧散治浆水未行，此方治浆水过多，加味归芎汤治交骨不开。三方鼎峙，不可不知。

脚小指　艾火炀

张文仲治妇人横产手先出，诸般符药不效，以艾火如小麦大，灸产妇右脚小指头尖，下火立产。

胎衣阻　失笑匡

胎衣不下，宜以醋汤送失笑散三钱，即下。

产后病　生化将

时医相传云：生化汤加减，治产后百病。若非由于停瘀而误用之，则外邪反入于血室，中气反因以受伤，危症蜂起矣。慎之，慎之！

合诸说　俱平常

以上相沿之套法，轻病可愈，治重病则不效。

资顾问　亦勿忘

商治时不与众医谈到此法，反为其所笑。

精而密　长沙室

《金匮要略》第二十卷、第二十一卷、第二十二卷，义精而法密。

妊娠篇　丸散七

《妊娠篇》凡十方：丸散居七，汤居三，盖以汤者，荡也。妊娠以安胎为主，攻补俱不宜骤，故缓以图之，即此是法。

桂枝汤　列第一

此汤表症得之为解肌和营卫，内症得之为化气调阴阳，今人只知为伤寒首方。此于《妊娠篇》列为第一方，以喝醒千百庸医之梦，亦即是法。师云：妇人得平脉，阴脉小弱，其人渴，不能食，无寒热，名妊娠，桂枝汤主之。注：阴搏阳别为有子，今反云阴脉弱小，是孕只两月，蚀下焦之气，不能作盛势也，过此则不然。妊娠初得，上下本无病，因子室有凝，气溢上下，故但以芍药一味固其阴气，使不得上溢，以桂、姜、甘、枣扶上焦之阳，而和其胃气，但令上焦之阳气充，能御相侵之阴气足矣。未尝治病，正所以治病也。

附半姜　功超轶

时医以半夏、附子坠胎不用，干姜亦疑其热而罕用之。而不知附子补命门之火以保胎，半夏和胃气以安胎，干姜暖土脏使胎易长。俗子不知。

内十方　皆法律

桂枝汤治妊娠，附子汤治腹痛少腹如扇，茯苓桂枝丸治三月余漏下、动在脐上为癥痼，当归芍药散治怀妊腹中疞痛，干姜人参半夏丸治妊娠呕吐不止，当归贝母苦参丸治妊娠小便难，当归散妊娠常服，白术散妊娠养胎，方方超妙，用之如神。惟妊娠有水气、身重、小便不利、恶寒、起即头眩，用葵子茯苓散，不能无疑。

产后篇　有神术

共九方。

小柴胡　首特笔

妊娠以桂枝汤为第一方，产后以小柴胡汤为第一方，即此是法。新产妇人有三病：一者病痉，二者病郁冒，三者大便难。产妇郁冒、脉微弱、呕不能食、大便反坚、但头汗出者，以小柴胡汤主之。

竹叶汤　风痉疾

《金匮》云：产后中风、发热、面正赤、喘而头痛，竹叶汤主之。钱院使注云：中风之下，当有病痉者三字。按：庸医于此症，以生化汤加姜、桂、荆芥、益母草之类，杀人无算。

阳旦汤　功与匹

即桂枝汤增桂加附子。《活人》以桂枝汤加黄芩者，误也。风乘火势，火借风威，灼筋而成痉，宜竹叶汤。若数日之久，恶寒症尚在，则为寒风，宜此汤。二汤为一热一寒之对子。师云：产后风续续数十日不解，头微痛、恶寒、时时有热、心下闷、干呕，汗出虽久，阳旦证续在耳，可与阳旦汤。

腹痛条　须详悉

此下八句，皆言腹痛不同，用方各异。

羊肉汤　疠痛谧

疠痛者，痛之缓也，为虚症。

痛满烦　求枳实

满烦不得卧，里实也，宜枳实芍药散。二味无奇，妙在以麦粥下之。

着脐痛　下瘀吉

腹中有瘀血，着于脐下而痛，宜下瘀血汤。

痛而烦　里热窒

小腹痛虽为停瘀，而不大便，日晡烦躁、谵语，非停瘀专症也。血因热裹而不行，非血自结于下，但攻其瘀而可愈也。《金匮》以大承气汤攻热。

攻凉施　毋固必

攻有大承气汤，凉有竹皮大丸、白头翁加甘草阿胶汤。《金匮》云：病解能食，七八日更发热者，此为胃实，大承气汤主之。又云：妇人乳中虚，烦乱呕逆，安中益气，竹皮大丸主之。又云：产后下利虚极，白头翁加甘草阿胶汤主之。读此，则知丹溪产后以大补气血为主，余以末治之说，为大谬也。

杂病门　还熟读

《金匮》妇人杂病，以"因虚、积冷、结气"六字为纲，至末段谓千变万端，总出于阴阳虚实。而独以弦紧为言者，以经阻之始，大概属寒，气结则为弦，寒甚则为紧，以此为主，而参之兼脉可也。

二十方　效俱速

随证详　难悉录

唯温经　带下服

十二癥、九痛、七害、五伤、三痼，共三十六种。因经致病，统名曰带下。言病在带脉，非近时赤白带下之说也。温经汤治妇人年五十，前阴下血、暮发热、手掌烦热、腹痛、口干云云。其功实不止此也。

甘麦汤　脏躁服

《金匮》云：妇人脏躁，悲伤欲哭，象如神灵所作，数欠伸，甘麦大枣汤主之。

药到咽　效可卜

闽中诸医，因余用此数方奇效，每缮录于读本之后，亦医风之将转也。余日望之。

道中人　须造福

小儿第二十四

小儿病　多伤寒

喻嘉言曰：方书谓小儿八岁以前无伤寒，此胡言也。

小儿不耐伤寒，初传太阳一经，早已身强、多汗、筋脉牵动、人事昏沉，势已极于本经，误药即死，无由见其传经，所以谓其无伤寒也。俗云惊风皆是。

稚阳体　邪易干

时医以稚阳为纯阳，生死关头，开手便错。

凡发热　太阳观

太阳主身之表，小儿腠理未密，最易受邪。其症头痛、项强、发热、恶寒等，小儿不能自明，唯发热一扪可见。

热未已　变多端

喻嘉言云：以其头摇手动也，而立抽掣之名；以其卒口噤、脚挛急也，而立目斜、心乱、搐搦之名；以其脊强背反也，而立角弓反张之名；造出种种不通名目，谓为惊风。而用攻痰、镇惊、清热之药，投之立死矣。不知太阳之脉起于目眦，上额交巅入脑，还出别下项，夹脊抵腰中，是以见上诸症。当时若以桂枝汤照法服之，则无余事矣。过此失治，则变为痉症。无汗用桂枝加葛根汤，有汗用桂枝加瓜蒌根汤，此太阳而兼阳明之治也。抑或寒热往来，多呕，以桂枝汤合小柴胡汤或单用小柴胡汤，此太阳而兼少阳之治也。

太阳外　仔细看

喻嘉言云：三日即愈为贵，若待经尽方解，必不能耐矣。然亦有耐得去而传他经者，亦有即时见他经之症者，宜细认之。

遵法治　危而安

遵六经提纲之法而求之，详于《伤寒论》。

若吐泻　求太阴

太阴病以吐食、自利、不渴、手足自温、腹时痛为提纲，以理中汤主之。

吐泻甚　变风淫

吐泻不止，则土虚而木邪乘之。《左传》云：风淫末疾。末，四肢之末也，即抽掣挛急之象。

慢脾说　即此寻

世谓慢脾风多死，而不知即太阴伤寒也。有初时即伤于太阴者，有渐次传入太阴者，有误用神曲、麦芽、山楂、莱菔子、枳壳、葶苈、大黄、瓜蒌、胆南星等药陷入太阴者。既入太阴，其治同也。如吐泻后，冷汗不止，手足厥逆，理中汤加入附子，或通脉四逆汤、白通汤佐之，此太阴而兼少阴之治也。如吐泻，手足厥冷，烦躁欲死，不吐食而吐涎沫，服理中汤不应，宜吴茱萸汤佐之，此太阴而兼厥阴之治也。若三阴热化之证，如太阴腹时痛时止，用桂枝加芍药汤。大便实而痛，用桂枝加大黄汤。少阴之咳而呕渴、心烦不得眠，宜猪苓汤。心中烦、不得卧，宜黄连阿胶汤。厥阴之消渴、气冲、吐蚘、下利，宜乌梅丸。下利后重、喜饮水，用白头翁汤等症亦间有之。熟《伤寒论》者自知，而提纲不在此也。

阴阳证　二太擒

三阳独取太阳，三阴独取太阴，擒贼先擒王之手段也。太阳、阳明、少阳为三阳，太阴、少阴、厥阴为三阴。

千古秘　理蕴深

喻嘉言通禅理，后得异人所授，独得千古之秘。胡卣臣曰：习幼科者，能虚心领会，便可免乎殃咎，若骇为异说，则造孽无极矣。

即痘疹　此传心

痘为先天之毒，伏于命门，因感外邪而发。初起时用桂枝汤等，从太阳以化其气，气化则毒不留，自无一切郁热诸症，何用服连翘、紫草、牛蒡、生地、犀角、石膏、芩、连诸药，以致寒中变症乎？及报点已齐后，冀其浆满，易于结痂而愈，当求之太阴，用理中汤等补中宫土气，以为成浆脱痂之本，亦不赖保元汤及鹿茸、人乳、糯米、桂圆之力也。若用毒药取浆，先损中宫土气，浆何由成？误人不少。此古今痘书所未言，唯张隐庵《侣山堂类辩》微露其机于言外，殆重其道而不敢轻泄欤？疹症视痘症稍轻，亦须知此法。高士宗《医学真传》有桂枝汤加金银花、紫草法。

惟同志　度金针

附　敷药拔风害人说

《金匮》云：人得风气以生长。此一语最精。风，即气也。人在风中而不见风，犹鱼在水中而不见水，息出入，顷刻离风即死。但风静即为养人之和风，风动即为杀人之邪风。若大人之中风、小儿之惊风、卒倒、搐掣、角弓反张、目上视、口流涎，皆风动之象，即气之乘也。医者宜化邪风为和风，即所以除邪气而匡正气。闽中市医，遇小儿诸病及惊痫危症，以蓖麻子、巴豆、南星、莱菔子、全蝎、大黄、急性子、皂角为末，加樗皮、冰片、麝香，以香油或白蜜，或姜、葱汁调，敷于囟门以及胸中、脐中、足心，为拔风法。秘其方以射利，十敷十死。既死而仍不归怨之者，以为外敷之法，不妨姑试，俟未效而即去之，似不为害。而不知一敷之后，元气为其拔散，即揭去其药，而既散之气，永不能使之复聚矣。况囟门为元阳之会，胸中为宗气之宅，脐中为性命之根，足心为肾脉之本，皆不可轻动。昔人以附子、海狗肾补药敷于脐中而蒸之，名医犹且戒其勿用，况大伤人之物乎？凡以保赤为心者，宜共攻此法。而又有惑于急惊、慢惊、食积之说，惯用羌活、独活、防风、秦艽、前胡、赤芍、钩藤钩、荆芥、天麻、厚朴、神曲、山楂、苍术、胆星、葶苈子、莱菔子、贝母、牛黄、朱砂、天竺黄、枳壳、杏仁、石菖蒲、甘草，或合为一方，或分为二三方者，亦五十步笑百步耳。

卷 三

中风方

小续命汤

《千金》中风总方。

麻黄（去节根）、人参、黄芩、川芎、白芍、炙草、杏仁、防己、桂枝、防风各一钱，附子五分（炮）。

加生姜三片，水二杯半，先煎麻黄至二杯，入诸药，煎八分服。

古今录验续命汤

治中风风痱，身体不能自收持，口不言，昏冒不知痛处，或拘急不能转侧。方出《金匮》附方。

麻黄、桂枝、当归、人参、石膏、干姜、甘草各三钱，川芎一钱五分，杏仁十三粒、又一粒取三分之一。

水三杯，煎一杯，温服。当小汗，薄覆脊凭几，汗出则愈。不汗更服，无所禁，勿当风。并治但伏不得卧，咳逆上气，面目浮肿。

三化汤

治热风中脏，大便不通。

大黄、羌活、枳壳各二钱。

水二杯，煎八分服。

稀涎散

治中风口噤，并治单蛾、双蛾。

巴豆六枚（每枚分两片），牙皂三钱。

切明矾一两，先将矾化开，却入二味搅匀，待矾枯为末，每用三分吹喉中。痰盛者灯心汤下五分，在喉即吐，在膈即下。

参附汤

元气暴脱，以此方急回其阳，可救十中一二。

人参一两、附子五钱。

水二杯半，煎八分服。

此汤治肾气脱。以人参换白术，名术附汤，治脾气脱；换黄芪，名芪附汤，治卫气脱；换当归，名归附汤，治营气脱。

三生饮

治寒风中脏，四肢厥冷，痰涎上涌。

生乌头二钱、生南星三钱、生附子一钱、木香五分、生姜五片。

水二杯，煎七分。

薛氏用人参一两，煎汤半杯调服。

防风通圣散

治热风卒中，外而经络手足瘫痪，内而脏腑二便闭塞，用此两解之。较之三化汤较妥，亦为类中风实火治法。所用表药，火郁发之之义也；所用下药，釜下抽薪之义也。

防风、荆芥、连翘、麻黄、薄荷、川芎、当归、白芍、白术、山栀、大黄、芒硝各五分，黄芩、石膏、桔梗各一钱，甘草二钱，滑石三钱。

水二杯，加生姜三片，煎八分服。

自利去硝、黄；自汗去麻黄，加桂枝；涎嗽加半夏、五味。

地黄饮子

治类中风肾虚火不归源，舌强不能言，足废不能行。类中风虚火治法。

熟地、山茱肉、远志、巴戟天、石斛、石菖蒲、五味子、肉苁蓉（洗）、肉桂、麦冬、附子、茯苓各一钱。

加薄荷叶七叶，水二杯，煎八分服。此方法在轻煎，不令诸药之味尽出。其性厚重，以镇诸逆；其气味轻清，速走诸窍也。

补中益气汤

治劳役饥饱过度，致伤元气，气虚而风中之。此类中风气中虚证，更有七气上逆，亦名气中，宜越鞠丸之类。

炙芪二钱，人参、白术（炒）、当归各一钱，炙草、陈皮各五分，升麻、柴胡各三分。

加生姜三片，大枣二枚，水二杯，煎八分服。

二陈汤

痰饮通剂。

陈皮一钱五分，半夏、茯苓各三钱，炙草一钱。

加生姜三片，水三杯，煎七分服。

加白术一钱，苍术二钱，竹沥四汤匙，生姜汁二汤匙，名加味二陈汤，治类中风痰中证。亦名湿中，以湿生痰也。加枳实、胆南星、竹茹，名涤痰汤。

加味六君子汤

治中风王道之剂。方见《隔食》。

加麦冬三钱为君，附子一钱为使，再调入竹沥五钱，生姜汁二钱，以行经络之痰，久服自愈。

六君子汤

人参、白术（炒）、茯苓、半夏各二钱，陈皮、炙草各一钱，加生姜五片，大枣二粒。

水二杯，煎八分服。

治反胃宜加附子二钱，丁香、藿香、砂仁各一钱。（补录自本书"隔食反胃方"章节）

资寿解语汤　（喻嘉言）

治中风脾缓，舌强不语，半身不遂，与地黄饮子同意。但彼重在肾，此重在脾。

防风、附子、天麻、枣仁各三钱，羚角、肉桂各八分，羌活、甘草各五分。

水二杯，煎八分，入竹沥五钱、姜汁二钱五分服。

喻嘉言治肾气不荣于舌本，加枸杞、首乌、生地、菊花、天冬、石菖蒲、元参。

侯氏黑散　《金匮》

治大风四肢烦重，心中恶寒不足者。《外台》治风癫。

菊花四两，白术、防风各一两，桔梗八钱，细辛、茯苓、牡蛎、人参、矾石、当归、川芎、干姜、桂枝各三钱，黄芩五钱。

上十四味，杵为散，酒服方寸匕，约有八分，余每用一钱五分。日二服，温酒调服。忌一切鱼肉、大蒜，宜常冷食，六十日止，热即下矣。

风引汤 《金匮》

除热瘫痫。治大人风引，少小惊痫瘛疭，日数十发。

大黄、干姜、龙骨各一两，桂枝一两五钱，甘草、牡蛎各一两，寒水石、赤石脂、滑石、紫石英、白石脂、石膏各三两。

上十二味，研末粗筛，用韦布盛之。取三指约六七钱，井花水一杯，煎七分，温服。

按：干姜宜减半。

附 中风俗方杀人以示戒

俗传中风方

风症以攻痰为大戒，凡人将死之顷，皆痰声辘辘，不独中风一症。元阳无主，一身之津血俱化为痰，欲攻尽其痰，是欲攻尽其津血也。故录此以为戒。

胆南星

寒腻大伤胃气，且能引痰入于心包、肝、胆以成痼疾。制一二次者力尚轻，若九制则为害愈酷。

枳壳

耗散元气，痰盛得此。暂开少顷，旋而中气大伤，痰涎如涌。

石菖蒲

能开心窍，心窍开则痰涎直入其中，永无出路。

半夏

此药虽能降逆开结，但与胆星同用，未免助纣为虐。

秦艽、羌活、钩藤、天麻、防风

以上六味虽风证所不忌，但无要药以主持之，亦徒成糟粕无用之物。

天竺黄

真者难得，然亦治火痰之标品。

僵蚕

虽祛风之正药，但力薄不足恃。

牛黄

虽为风痰之妙药，然与胆南星、石菖蒲、枳壳同用，则反引痰火于心窍，驱之弗出矣。

竹沥

以姜汁和之，虽能驱经络之痰，而与胆星等同用，不得中气之输布，反致寒中败胃之患。

甘草

虽为元老之才，但与诸药同用，小人道长，君子道消，亦无如之何矣！

以上诸品，或作一方，或分作二三方。患者误服之，轻者致重，重者即死。即幸免于死，亦必变为痴呆及偏枯无用之人矣。戒之，戒之！

虚劳方

归脾汤

此方补养后天第一药。治食少、不眠、怔忡、吐血下血、大便或溏或秘、妄梦健忘、七情所伤、遗精带浊，及女子不月等证。

炙芪三钱，人参、白术（蒸）、枣仁（炒黑）、当归身、茯神、龙眼肉各二钱，木香五分，炙草一钱，远志五分（去心）。

水三杯，煎八分，温服。

高鼓峰去木香，加白芍一钱五分，甚妙。咳嗽加麦冬二钱，五味七分；郁气加贝母二钱；脾虚发热加丹皮、栀子。

六味地黄丸

壮水之主，以制阳光。凡一切吐血、下血、咳嗽、不眠、骨蒸、遗精、淋浊，属于阴虚者，无不统治之。

熟地八两、山茱肉、怀山药各四两，丹皮、茯苓、泽泻各三两。

研末，炼蜜丸，如桐子大，晒干。每服三钱，淡盐汤送下，一日两服。

加五味子，名都气丸。加麦冬，名八仙长寿丸，治咳嗽。本方减两为钱，水煎服，名六味地黄汤。

八味地黄丸

益火之源，以消阴翳。治腰膝无力，饮食不进，肿胀疝瘕，阳痿遗精带浊，属于元阳虚者，无不统治之。

即六味丸加附子、肉桂各一两。本方去附子，名七味丸，能引火归源。本方去附子加五味子，名加减八味丸，治大渴不止。本方加牛膝、车前子，名济生肾气丸，俗名金匮肾气丸，治水肿喘促。本方减两为钱，水煎服，名八味汤。

小建中汤　*仲景*

此方为治虚劳第一方，今人不讲久矣。凡痨证必有蒸热，此方有姜桂以扶心阳，犹太阳一出，则爝火无光，即退热法也。凡痨证必饮食日少，此方温脾，即进食法也。凡痨证必咳嗽，此方补土以生金，即治嗽法也。凡痨证多属肾虚，此方补脾以输精及肾，所谓精生于谷也。今人不能读仲景书，反敢侮谤圣法，徒知生脉、六味、八味、归脾、补中，及款冬、贝母、玉竹、百合、苏陈酱、地黄炭之类，互服至死，诚可痛恨！

生白芍三钱，桂枝一钱五分，炙草一钱。

加生姜一钱五分，大枣二枚，水二杯，煎八分，入饴糖三钱五分烊服。加黄芪二钱，名黄芪建中汤，治虚劳诸不足。饱闷者去大枣加茯苓二钱。气逆者加半夏一钱五分。此方人参、当归、白术，俱随宜加之。

金匮炙甘草汤

肺燥、肺痿、咽痛、脉代等症。

生地四钱，桂枝木一钱，阿胶一钱五分，炙草二钱，人参一钱，麦冬二钱五分，枣仁（原方火麻仁）一钱五分。

加生姜一钱，大枣二枚，水一杯，酒半杯，煎八分服。

喻嘉言清燥救肺汤

治燥气郁而成痿。

桑叶（经霜者，去蒂）三钱，人参一钱，石膏二钱三分（研），杏仁（去皮尖）一钱二分，甘草一钱二分，麦冬一钱，枇杷叶（去毛，蜜炙）一钱三分，黑芝麻一钱五分（炒研）。

水二杯半，煎八分，热服。

痰多加贝母三钱，或加梨汁半盏。

金匮薯蓣丸

治虚劳诸不足，风气百疾。

薯蓣三十分，当归、桂枝、曲、干地黄、豆黄卷各十分，甘草二十八分，人参、阿胶各七分，芎䓖、芍药、白术、麦冬、杏仁、防风各六分，柴胡、桔梗、茯苓各五分，干姜三分，白蔹二分，大枣百枚（为膏）。

上二十一味，末之，炼蜜和丸如弹子大，空腹酒服一丸。一百丸为剂。分，去声。古以二钱半为一分。

金匮大黄䗪虫丸

治五劳虚极羸瘦，腹满不能饮食，食伤、忧伤、房室伤、饥伤、劳伤、经络荣卫伤，内有干血，肌肉甲错，目黯黑，缓中补虚。

大黄十分（蒸），黄芩二两，甘草三两，桃仁一升，杏仁一升，芍药四两，干漆一两，干地黄十两，蛀虫一升，水蛭百个，蛴螬一升，䗪虫半升。

上十二味，末之，炼蜜丸如小豆大，酒服五丸，日三服。

愚按：以搜血之品，为补血之用，仿于《内经》四乌鲗骨一藘茹丸。张路玉以此丸药料及鲍鱼入绒毛鸡腹内，黄酒、童便煮烂，汁干，将鸡去骨取肉，同诸药悬火上烘干为末，加炼蜜为丸。每服二钱，以黄酒送下，日三服。代䗪虫丸甚妥。

咳嗽诸方

六安煎　《景岳》

治外感咳嗽。

半夏二钱，陈皮一钱五分，茯苓二钱，甘草一钱，杏仁二钱（去皮尖），白芥子一钱（炒研）。

加生姜七片，水煎服。

寒甚加细辛七分。愚每用必去白芥子加五味子、干姜、细辛。

小青龙汤

治一切咳嗽。方见《伤寒》。方中随寒热虚实加减。唯细辛、干姜、五味三药不去，读《金匮》者自知。

小青龙汤

麻黄（去根节）、白芍、干姜（不炒）、甘草、桂枝各二钱，半夏三钱，五味子一钱，细辛八分。水三杯半，先煮麻黄至二杯半，去沫，纳诸药，煎八分，温服。若渴者，去半夏加瓜蒌根二钱；若噎者，去麻黄加附子一钱五分；小便不利，小腹痛满，去麻黄加茯苓四钱；若喘者，去麻黄加杏仁二十一枚，按：《论》云，若微利者，去麻黄加芫花。今芫花不常用，时但行道人当于方后注明。（补录自本书"伤寒方"章节）

加减小柴胡汤

治发热咳嗽。

柴胡四钱，半夏二钱，黄芩、炙草各一钱五分，干姜一钱，五味子八分。

水二杯半，煎一杯半，去滓，再煎八分，温服，一日二服。

五味子汤　　《千金》

治伤燥咳唾中有血，牵引胸胁痛，皮肤干枯。

五味子五分（研），桔梗、甘草、紫菀茸、续断、竹茹、桑根皮各一钱，生地黄二钱，赤小豆一撮（即赤豆之细者）。

上九味，水煎空心服。《秘旨》加白蜜一匙。

愚按：赤豆易生扁豆五钱，囫囵不研，最能退热补肺，但有寒热往来忌之。去续断、赤豆、地黄，加葳蕤、门冬、干姜、细辛亦妙。

麦门冬汤 《千金》

治大病后火热乘肺，咳唾有血，胸膈胀满，上气羸瘦，五心烦热，渴而便秘。

麦门冬二钱（去心），桔梗、桑根皮、半夏、生地黄、紫菀茸、竹茹各一钱，麻黄七分，甘草五分（炙），五味子十粒（研），生姜一片。

上十一味，水煎，空心服。

疟疾方

小柴胡汤

方见《伤寒》，一切疟病俱治。

小柴胡汤

柴胡四钱，人参、黄芩、炙草、生姜各一钱五分，半夏二钱，大枣二枚。水二钟，煎一钟，去滓，再煎八分，温服，一日夜作三服。胸中烦而不呕者，去半夏、人参，加瓜蒌二钱。渴者，去半夏，加人参七分、瓜蒌根二钱。腹中痛者，去黄芩，加芍药一钱半。胁下痞硬，去大枣，加牡蛎二钱。心下悸、小便不利者，去黄芩，加茯苓一钱。不渴，外有微热者，去人参，加桂枝一钱五分。温覆取微似汗愈。咳者，去人参、大枣、生姜，加五味子一钱、干姜一钱五分。（补录自本书"伤寒方"章节）

痢症方

芍药汤

行血，则脓血自愈；调气，则后重自除。三日内俱可服。

白芍、当归各二钱半，黄连、黄芩各一钱二分，肉桂四分，槟榔一钱，木香六分，甘草四分，大黄一钱（虚人不用），厚朴一钱（炙），枳壳一钱，青皮五分。

水二杯，煎八分，温服。

小便不利加滑石、泽泻。滞涩难出，虚者倍归、芍，实者倍大黄。红痢加川芎、桃仁。

人参败毒散

喻嘉言最重此方，令微汗则阳气升，而陷者举矣。此法时医不讲，余每用此方加陈仓米四钱，或加黄芩、黄连，屡用屡效。

羌活、独活、前胡、柴胡、川芎、枳壳、茯苓、桔梗、人参以上各一钱，甘草一分。

水二杯，加生姜三片，煎七分服。

加仓米名仓廪汤，治噤口痢。

心腹痛及胸痹方

乌梅丸

治虫痛。方见《伤寒》。

乌梅丸

乌梅九十三枚，细辛六钱，干姜一两，当归四钱，黄连一两六钱，附子六钱（炮），蜀椒四钱（炒），桂枝、人参、黄柏各六钱。各另研末，合筛之，以苦酒浸乌梅一宿，去核，饭上蒸之，捣成泥，入炼蜜共捣千下，丸如梧子大，先饮食白饮服十九，日三服，渐加至二十九。（补录自本书"伤寒方"章节）

苏合香丸

治注痛。

拙著《从众录》有方论。又鬼注不去，宜虎骨、鹿茸、羚羊角、龙骨各三钱。以羊肉汤煎，入麝香少许服。取腥膻之味，引浊阴之气从阴而泄，此喻嘉言《寓意草》法也。

香苏饮

治气痛。一切感冒俱佳。

香附二钱（制研），紫苏叶三钱，陈皮、甘草各一钱。

加生姜五片，水二杯，煎八分服。

心痛加元胡索二钱，酒一盏。

七气汤　　亦名四七汤

治七情之气郁逆。

半夏、厚朴、茯苓各三钱，紫苏叶一钱。

加生姜三片，水二杯，煎八分服。

百合汤

治心口痛诸药不效。亦属气痛。

百合一两，乌药三钱。

水三杯，煎八分服。此方余自海坛得来。

失笑散

治一切血滞作痛如神。

五灵脂（醋炒）、蒲黄各一两。

共研末，每服三钱，以醋汤送下，日二服。

桃仁承气汤

治心腹痛，大便不通，其人如狂，属死血。

桂枝二钱，桃仁十七枚（去皮尖），大黄四钱，芒硝七分，甘草七分。

水二杯，煎八分，去滓，入硝二沸，温服。

丹参饮

治心胸诸痛神验，妇人更宜。亦属血痛。亦可通治诸痛。

丹参一两，白檀香（要真者，极香的切片）、砂仁各一钱。

水二杯，煎八分服。

妙香散

方见《遗精》。

妙香散

怀山药二两，茯苓、茯神、龙骨、远志、人参各一两，桔梗五钱，木香三钱，甘草一两，麝香一钱，朱砂二钱。共为末，每服三钱，莲子汤调下。（补录自本书"五淋癃闭赤白浊遗精方"章节）

平胃散

治一切饮食停滞。

苍术、厚朴（炒）、陈皮各二钱，甘草一钱。

加生姜五片，水二杯，煎八分服。

肉积加山楂；面积加麦芽、莱菔子；谷积加谷芽；酒积加葛根、砂仁。

二陈汤

方见《中风》。

二陈汤

陈皮一钱五分，半夏、茯苓各三钱，炙草一钱。加生姜三片，水三杯，煎七分服。加白术一钱、苍术二钱、竹沥四汤匙、生姜汁二汤匙，名加味二陈汤，治类中风痰中证。亦名湿中，以湿生痰也。加枳实、胆南星、竹茹，名涤痰汤。（补录自本书"中风方"章节）

十枣汤

治水饮作痛。峻剂，不可轻用。

大戟、芫花（炒）、甘遂各等分（研末）。

用大枣十枚，水二杯，煎七分，去滓，入药方寸匕，约有七分服，次早当下。未下，再一服。服后体虚，以稀粥调养。

理中汤

方见《伤寒》，治冷痛。

理中汤

人参、干姜、甘草（炙）、白术各三两。上四味，捣筛，蜜和为丸，如鸡子黄许大。以沸汤数合，和一丸，研碎，温服之，日三四，夜二服。腹中未热，益至三四丸，然不及汤。汤法，以四物依两数切，用水八升，煮取三升，去滓，温服一升，日三服。若脐上筑者，肾气动也，去术，加桂四两；吐多者，去术，加生姜三两；下多者，还用术；悸者，加茯苓二两；渴欲得水者，加术，足前成四两半；腹中痛者，加人参，足前成四两半；寒者，加干姜，足前成四两半；腹满者，去术，加附子一枚。服汤后如食顷，饮热粥一升许，微自温，勿发揭衣被。（补录自本书"伤寒方·太阴"章节）

吴茱萸汤　仲景

治冷痛。通治食谷欲呕，头痛如破，烦躁欲死者，及大吐不已之证。

吴茱萸二钱五分（汤泡），人参一钱五分，大枣五枚，生姜五钱（切片）。

水二杯，煎八分，温服。

金铃子散

治心口痛及胁痛、腹痛，如神。属热者。

金铃子（去核）、元胡索各二两。

研末，每服三钱，黄酒送下。

厚朴三物汤　《金匮》

治心腹实痛，大便闭者。

厚朴四钱，大黄二钱，枳实一钱五分。

水二杯，煎八分，温服。

厚朴七物汤　《金匮》

即前方加桂枝、甘草各一钱五分，生姜二钱五分，大枣五枚。

水二杯，煎八分服。

呕者加半夏一钱。寒多者，加生姜一钱五分。

附子粳米汤　《金匮》

治腹中寒气，雷鸣切痛，胸胁逆满、呕吐。

附子二钱，制半夏四钱，炙草一钱，粳米五钱（布包），大枣一枚。

水三杯，煎八分，温服，日夜作三服。

大黄附子汤　《金匮》

胁下偏痛，发热脉紧弦者。

大黄、附子各三钱，细辛二钱。

水二杯，煎八分服。

当归生姜羊肉汤　《金匮》

治心腹诸痛虚极，诸药不效者，一服如神。及胁痛里急，妇人产后腹中疗痛。

当归七钱五分，生姜一两二钱五分，羊肉四两（去筋膜，用药戥秤方准）。

水五杯，煎取二杯，温服一杯，一日两服。

若寒多者，加生姜五钱；痛多而呕者，加橘皮五钱、白术二钱五分。

瓜蒌薤白白酒汤　《金匮》

治胸痹喘息咳唾，胸背痛，寸沉迟，关上小紧。

瓜蒌（连皮子捣）五钱，薤白（如干者用三钱，生者用六钱），白酒三杯。

煎八分服。

加半夏二钱，名瓜蒌薤白半夏汤，治胸痹不得卧，心痛彻背。

大建中汤　　《金匮》

治胸大寒痛，呕不能饮食，腹中寒上冲，皮起出见有头足，上下痛不可触近。

川椒二钱（微炒出汗），干姜四钱，人参三钱。

水二钟，煎一钟，去滓，入胶饴四钱，煎取八分，温服。如一炊顷，可食热粥半碗。

隔食反胃方

左归饮　　《景岳》

即六味汤去丹皮、泽泻，加枸杞、炙草。

启膈饮　　《心悟》

治食入即吐。

川贝母一钱五分（切片，不研），沙参三钱，丹参二钱，川郁金五分，干荷蒂三个，砂仁壳四分，杵头糠三钱（布包），茯苓一钱五分，石菖蒲四分。

水二杯，煎一杯服。

大半夏汤　　《金匮》

治胃反。

人参二钱，半夏（俗用明矾制者不可用，只用姜水浸二日，一日一换。清水浸三日，一日一换。摅起蒸熟，切片晒干）四钱。

长流水入蜜扬二百四十遍，取二杯半，煎七分服。

吴茱萸汤

方见《心腹痛》。

吴茱萸汤

吴茱萸（汤泡）二钱五分，人参一钱五分，大枣五枚，生姜五钱（切片），水二杯，煎八分，温服。（补录自本书"心腹痛及胸痹方"章节）

六君子汤

此方为补脾健胃、祛痰进食之通剂，百病皆以此方收功。

人参、白术（炒）、茯苓、半夏各二钱，陈皮、炙草各一钱。

加生姜五片，大枣二粒，水二杯，煎八分服。

治反胃宜加附子二钱，丁香、藿香、砂仁各一钱。

附子理中汤

治反胃。

即理中汤加附子三钱。

治反胃宜加茯苓四钱，甘草减半。

附隔食方法：

《人镜经》曰：《内经》云，三阳结，谓之隔。盖足太阳膀胱经，水道不行；手太阳小肠经，津液枯槁，足阳明胃经，燥粪结聚。所以饮食拒而不入，纵入太仓，还出喉咙。夫肠胃一日一便，乃常度也。今五七日不便，陈物不去，新物不纳，宜用三一承气汤节次下之，后用脂麻饮啜之。陈莝去而肠胃洁，癥瘕尽而营卫昌，饮食自进矣。

三一承气汤

大黄、芒硝、甘草、厚朴、枳实各一钱。

水二杯，煎八分服。

按：此方太峻，姑存之以备参考。

气喘方

苏子降气汤

治上盛下虚，气喘等证。

紫苏子二钱（微炒），前胡、当归、半夏、陈皮、厚朴各一钱，沉香、炙草各五分。

加生姜三片，大枣二枚，水二杯，煎八分服。

葶苈大枣泻肺汤 《金匮》

治支饮满而肺气闭，气闭则呼吸不能自如，用此苦降，以泄实邪。

葶苈子（隔纸炒研如泥）二钱二分。

水一杯半，大枣十二枚，煎七分，入葶苈子服之。

十枣汤

方见《心腹痛》。

十枣汤

大戟、芫花（炒）、甘遂各等分，研末。用大枣十枚，水二杯，煎七分，去滓，入药方寸匕，约有七分服，次早当下。未下，再一服。服后体虚，以稀粥调养。（补录自本书"心腹痛及胸痹方"章节）

小青龙汤

方见《伤寒》。

小青龙汤

麻黄（去根节）、白芍、干姜（不炒）、甘草、桂枝各二钱，半夏三钱，五味子一钱，细辛八分。水三杯半，先煮麻黄至二杯半，去沫，纳诸药，煎八分，温服。若渴者，去半夏加瓜蒌根二钱；若噎者，去麻黄加附子一钱五分；小便不利，小腹痛满，去麻黄加茯苓四钱；若喘者，去麻黄加杏仁二十一枚。按：《论》云，若微利者，去麻黄加芫花。今芫花不常用，时但行道人当于方后注明。（补录自本书"伤寒方"章节）

贞元饮　《景岳》

阴血为阳气之依归，血虚则气无所依，时或微喘，妇人血海常虚，多有此证。景岳方意在"济之缓之"之四字。济之以归、地，缓之以甘草，颇有意义。今人加紫石英、黑铅之重镇，则失缓之之义；加沉香、白芥子之辛香，则失济之之义矣。且此方非为元气奔脱而设，时医每遇大喘之证，必以此方大剂与服。气升则火升，偶得濡润之药，气亦渐平一晌，旋而阴柔之性与饮水混为一家，则胸膈间纯是阴霾之气，其人顷刻归阴矣。吾乡潘市医倡此法以局人神智，无一人悟及，诚可痛恨！

熟地黄五七钱或一二两，当归身三四钱，炙草一二三钱。

水三四杯，煎八分服。

苓桂术甘汤　《金匮》

治气短。喻嘉言云：此治呼气短。

茯苓四钱，白术、桂枝各二钱，炙草一钱五分。

水二杯，煎八分服。

茯苓甘草大枣汤　仲景

治气喘脐下动气，欲作奔豚。

茯苓六钱，桂枝、甘草（炙）各二钱，大枣四枚。

用甘澜水三杯半，先煎茯苓至二杯，入诸药，煎七分服。作甘澜水法：取长流水扬之数百遍，或千遍愈妙。

真武汤　仲景

镇水逆，定痰喘之神剂。方见《伤寒》。

宜倍茯苓。咳嗽甚者，去生姜，加干姜一钱五分，五味、细辛各一钱。

真武汤

茯苓三两（甘平），芍药三两（酸平），生姜三两（切，辛温），白术二两（甘温），附子一枚（炮，去皮，破八片，辛热），上五味，以水八升，煮取三升，去滓，温服七合，日三服。后加减法：若咳者，加五味半升，细辛、干姜各一两。若小便利者，去茯苓。若下利者，去芍药，加干姜二两。若呕者，去附子，加生姜，足前成半斤。少阴病，下利清谷，里寒外热，手足厥逆，脉微欲绝，身反不恶寒，其人面赤色，或腹痛，或干呕，或

咽痛，或利止，脉不出者，通脉四逆汤主之。（补录自
《伤寒论》）

黑锡丹

治脾肾虚冷，上实下虚，奔豚，五种水气，中风痰潮
危急。

喻嘉言曰：凡遇阴火逆冲，真阳暴脱，气喘痰鸣之急
症，舍此方再无他法可施。予每用小囊佩带随身，恐遇急
证不及取药，且欲吾身元气温养其药，藉手效灵，厥功历
历可纪。即痘症倒塌逆候，服此亦可回生。

沉香、附子（炮）、胡芦巴、肉桂各五钱，小茴香、
补骨脂、肉豆蔻、木香、金铃子（去核）各一两，硫黄、
黑铅（与硫黄炒成砂子）各三两。

上为末，酒煮，面糊丸梧子大，阴干，以布袋擦令光
莹，每服四五十丸，姜汤送下。

血证方

麻黄人参芍药汤　东垣

治吐血外感寒邪，内虚蕴热。

桂枝五分（补表虚），麻黄（去外寒）、黄芪（实表
益卫）、炙甘草（补脾）、白芍（安太阴）、人参（益元

气而实表）、麦冬（补肺气）各三分，五味子五粒（安肺气），当归五分（和血养血）。

水煎，热服。

按： 此方以解表为止血，是东垣之巧思幸中，非有定识也。观其每味自注药性，俱悖圣经，便知其陋。

甘草干姜汤 《金匮》

炙甘草四钱，干姜二钱（炮）。

水二杯，煎八分服。

柏叶汤 《金匮》

治吐血不止。

柏叶（生用三钱，无生者用干者二钱），干姜一钱，艾叶（生用二钱，如无生者用干者一钱）。

水四杯，取马通二杯，煎一杯服。如无马通，以童便二杯，煎八分服。

黄土汤 《金匮》

治先便后血为远血。亦治衄血、吐血不止。

灶心黄土八钱（原方四钱），生地、黄芩、甘草、阿胶、白术、附子（炮）各一钱五分。

水三杯，煎八分服。

赤小豆散 《金匮》

治先血后便为近血。

赤小豆（浸令出芽，晒干）一两，当归四钱。

共研末，每服三钱。浆水下即洗米水，三日后有酸味是也。

按：凡止血标药可随宜作引，血余灰可用一二两同煎，诸血皆验。栀子、茜草、干侧柏治上血，槐花、生地榆、乌梅、续断治血崩。凡下血及血痢，口渴、后重、脉洪有力者为火盛。可用苦参子去壳，仁勿破，外以龙眼肉包之，空腹以仓米汤送下九粒，一日二三服，渐加至十四粒，二日效。

水肿方

五皮饮

此方出华元化《中藏经》，以皮治皮，不伤中气，所以为治肿通用之剂。

大腹皮（酒洗）、桑白皮（生）各二钱，云苓皮四钱，陈皮二钱，生姜皮一钱。

水三杯，煎八分，温服。

上肿宜发汗，加紫苏叶、荆芥各二钱，防风一钱，杏仁一钱五分。下肿宜利小便，加防己二钱，木通、赤小豆各一钱五分。喘而腹胀，加生莱菔子、杏仁各二钱。小便不利者为阳水，加赤小豆、防己、地肤子。小便自利者为阴水，加白术二钱，苍术、川椒各一钱五分。热加海蛤三钱，知母一钱五分。寒加附子、干姜各二钱，肉桂一钱。呕逆加半夏、生姜各二钱。腹痛加白芍二钱，桂枝一钱，炙甘草一钱。

导水茯苓汤

治水肿，头面、手足、遍身肿如烂瓜之状，按而塌陷；胸腹喘满，不能转侧安睡，饮食不下；小便秋涩，溺出如割，或如黑豆汁而绝少。服喘嗽气逆诸药不效者，用此即渐利而愈。

泽泻、赤茯苓、麦门冬（去心）、白术各三两，桑白皮、紫苏、槟榔、木瓜各一两，大腹皮、陈皮、砂仁、木香各七钱五分。

上咬咀，每服一二两，水二杯，灯草三十根，煎八分，食远服。

如病重者可用药五两，又加麦冬及灯草半两，以水一斗，于砂锅内熬至一大碗。再下小锅内，煎至一钟，五更空心服。

加减金匮肾气丸

治脾肾两虚，肿势渐大，喘促不眠等证。

熟地四两，云茯苓三两，肉桂、牛膝、丹皮、山药、泽泻、车前子、山茱萸各一两，附子五钱。

研末，炼蜜丸如桐子大，每服三钱，灯草汤送下，一日两服。以两为钱，水煎服，名加减金匮肾气汤。但附子必倍用方效。加川椒目一钱五分，巴戟天二钱，治脚面肿。

风水

因风而病水也。

防己黄芪汤 《金匮》

治风水，脉浮身重，汗出恶风。

防己三钱，炙草一钱五分，白术二钱，黄芪三钱，生姜四片，大枣一粒。

水二杯，煎八分服。

服后如虫行皮中，从腰下如冰，后坐被上，又以一被绕腰下，温令微汗瘥。

喘者加麻黄；胃中不和者加芍药；气上冲者加桂枝。虚汗自出，故不用麻黄以散之，只用防己以驱之。服后身如虫行及腰下如冰云云，皆湿下行之征也。然非芪、术、甘草，焉能使卫气复振，而驱湿下行哉。

越婢汤 《金匮》

治恶风一身悉肿，脉浮不渴，续自汗出，无大热者。

麻黄六钱，石膏八钱，甘草二钱，生姜三钱，大枣五粒。

水四杯，先煮麻黄至三杯，去沫，入诸药煎八分服，日夜作三服。

恶风者加附子一钱。风水加白术四钱。

前云身重为湿多，此云一身悉肿为风多。风多气多热亦多，且属急风，故用此猛剂。

杏子汤

脉浮者为风水，发其汗即已。

方阙，或云即甘草麻黄汤加杏仁。

皮水

水行于皮中也。其脉浮，外证跗肿，按之没指。曰不恶风者，不兼风也；曰其腹如鼓者，外有胀形内不坚满也；曰不渴者，病不在内也；曰当发其汗者，以水在皮宜汗也。

防己茯苓汤　《金匮》

治四肢肿，水在皮中聂聂动者。

防己、桂枝、黄芪各三钱，茯苓六钱，炙草一钱。

水三杯，煎八分服，日夜作三服。

药亦同防己黄芪汤，但去术加桂、苓者，风水之湿在经络，近内；皮水之湿在皮肤，近外。

故但以苓协桂，渗周身之湿，而不以术燥其中气也。不用姜、枣者，湿不在上焦之营卫，无取乎宣之也。

蒲灰散　《金匮》

厥而为皮水者，此主之。肿甚而溃之逆证，厥之为言逆也。

蒲灰半斤，滑石一斤。

为末。饮服方寸匕，日三服。

愚按：当是外敷法，然利湿热之剂，亦可内服外渗也。

越婢加术汤　《金匮》

里水此主之，甘草麻黄汤亦主之。

按：里水当是皮水笔误也。或水在皮里，即皮水之重者，亦未可知。

方见《风水》。

越婢加术汤

麻黄六钱，石膏八钱，甘草二钱，生姜三钱，大枣五粒。水四杯，煮麻黄至三杯，去沫，入诸药，煎八分服，日夜作三服。恶风者加附子一钱；风水加白术四钱。前云身重为湿多，此云一身悉肿为风多。风多气多热亦多，且属急风，故用此猛剂。（补录自本书"风水"章节）

甘草麻黄汤

甘草四钱，麻黄二钱。

水二杯，先煮麻黄至一杯半，去沫，入甘草煮七分服。重覆汗出，不汗再服，慎风寒。

二药上宣肺气，中助土气，外行水气。

正水

水之正状也。其脉迟者，水属阴也。外证自喘者，阴甚于下，不复与胸中之阳气相调，水气格阳而喘也。其目窠如蚕，两胫肿大诸证，《金匮》未言，无不俱见。

愚按：正水，《金匮》未出方。然提纲云：脉沉迟，外证自喘，则真武汤、小青龙汤皆正治之的方，越婢加附子汤、麻黄附子汤亦变证之备方，桂甘麻辛附子汤加生桑皮五钱、黑豆一两，为穷极之巧方，此正水之拟治法也。

石水

谓下焦水坚如石也。其脉自沉，外证少腹满，不喘。

麻黄附子汤

麻黄三钱，炙草二钱，附子一钱。

水二杯，先煮麻黄至一杯半，去沫，入诸药煎七分，温服，日作三服。此即麻黄附子甘草汤，分两略异。即以温经散寒之法，变为温经利水之妙。

黄汗

汗出沾衣而色黄也。汗出入水，水邪伤心；或汗出当风所致。汗与水皆属水气，因其入而内结，则郁热而黄，其脉沉而迟。外证身发热，四肢头面肿，久不愈必致痈脓。

黄芪桂枝芍药苦酒汤　《金匮》

治身体肿，发热汗出而渴，状如风水，汗出沾衣，色正黄如蘗汁，脉自沉（风水脉浮，黄汗脉沉）。以汗出入水中浴，水从毛孔入得之。水气从毛孔入而伤其心，故水火相侵而色黄，水气搏结而脉沉也。凡看书宜活看，此证亦有从酒后汗出当风所致者，虽无外水，而所出之汗，因风内返亦是水。凡脾胃受湿，湿久生热，湿热交蒸而成黄，皆可以汗出入水之意悟之。

黄芪五钱，芍药、桂枝各三钱。

苦酒一杯半，水一杯，煎八分，温服。当心烦，至六七日乃解。汗出于心，苦酒止之太急，故心烦。至六七日，正复而邪自退也。

桂枝加黄芪汤　《金匮》

黄汗之病，两胫自冷，盗汗出。汗已反发热，久久身必甲错，发热不止者，必生恶疮。若身重汗出已辄轻者，久久必身瞤，瞤即胸中痛。又从腰以上汗出，下无汗，腰髓弛痛，如有物在皮中状。剧者不能食，身疼重，烦躁小便不利。以上皆黄汗之变证，师备拟之，以立治法。兹因集隘，不能全录，只辑其要。此为黄汗。言变证虽多，而其源总由水气伤心所致。结此一句，见治法不离其宗。

桂枝、芍药、生姜各三钱，甘草（炙）、黄芪各二钱，大枣四枚。

水三杯，煮八分，温服。须臾啜热粥一杯余，以助药力。温覆取微汗，若不汗，更服。前方止汗，是治黄汗之正病法。此方令微汗，是治黄汗之变证法。

胀满蛊胀方

七气汤

见《心腹痛》，治实胀属七情之气者。

七气汤

半夏、厚朴、茯苓各三钱，紫苏叶一钱。加生姜三片，水二杯，煎八分服。亦名四七汤。（补录自本书"心腹痛及胸痹方"章节）

胃苓散

消胀行水。

苍术一钱五分（炒），白术、厚朴各一钱五分，桂枝一钱，陈皮、泽泻、猪苓各一钱五分，炙草七分，茯苓四钱。

加生姜五片，水三杯，煎八分服。去桂、草，以煨半熟，蒜头捣为丸，陈米汤下三四钱，一日两服更妙。

三物厚朴汤

见《腹痛》。

三物厚朴汤

厚朴四钱，大黄二钱，枳实一钱五分。水二杯，煎八分，温服。（补录自本书"心腹痛及胸痹方"章节）

七物厚朴汤

见《腹痛》。

七物厚朴汤

即前方加桂枝、甘草一钱五分，生姜二钱五分，大枣二枚。水二杯，煎八分服。呕者加半夏一钱。寒多者，加生姜一钱五分。（补录自本书"心腹痛及胸痹方"章节）

桂甘姜枣麻辛附子汤 《金匮》

治气分，心下坚大如盘，边如旋杯。

桂枝、生姜各三钱，甘草、麻黄、细辛各二钱，附子一钱，大枣三枚。

水三杯，先煮麻黄至二杯，去沫，入诸药，煎八分，温服，日夜作三服。当汗出如虫行皮中即愈。

此证是心肾不交病。上不能降，下不能升，日积月累，如铁石难破。方中桂、甘、姜、枣以和其上，而复用麻黄、附子、细辛少阴之剂以治其下，庶上下交通而病愈。所谓大气一转，其气乃散也。

枳术汤 《金匮》

治心下坚大如盘，如盘而不如杯，邪尚散漫未结，虽坚大而不满痛也；水饮所作与气分有别也，气无形以辛甘散之，水有形以苦泄之。

枳实二钱，白术四钱。

水二杯，煎八分服，日夜作三服，腹中软即止。

禹余粮丸　《三因》

治十种水气，脚膝肿，上气喘息，小便不利，但是水气悉皆主之。许学士及丹溪皆云此方治臌胀之要药。

蛇含石（大者三两，以新铁铫盛，入炭火中烧蛇黄与铫子一般红，用钳取蛇黄，倾入醋中，候冷取出，研极细），禹余粮石三两，真针砂五两（先以水淘净炒干，入余粮一处，用米醋二升，就铫内煮醋干为度，后用铫，并药入炭中，烧红钳出，倾药净砖地上，候冷研细）。

以三物为主，其次量人虚实，入下项。治水妙在转输，此方三物，既非大戟、甘遂、芫花之比，又有下项药扶持，故虚人、老人亦可服。

羌活、木香、茯苓、川芎、牛膝（酒浸）、桂心、蓬术、青皮、附子（炮）、干姜（炮）、白豆蔻（炮）、大茴香（炒）、京三棱（炮）、白蒺藜、当归（酒浸一宿）各半两。

上为末，入前药拌匀，以汤浸蒸饼，挼去水，和药再杵极匀，丸如桐子大。食前温酒白汤送下三十丸至五十丸。最忌盐，一毫不可入口，否则发疾愈甚。但试服药，即于小便内旋去，不动脏腑，病去日，日三服，兼以温和调补气血药助之，真神方也。

此方昔人用之屡效，以其大能暖水脏也，服此丸，更以调补气血药助之，不为峻也。

暑证方

六一散　　河间

治一切暑病。

滑石六两，甘草一两。

研末，每服三钱，井花水下，或灯草汤下。

白虎汤　　仲景

治伤暑大渴、大汗之证。方见伤寒。加人参者，以暑伤元气也；加苍术者，治身热足冷，以暑必挟湿也。

白虎汤

石膏八钱（碎，绵裹），知母三钱，炙草一钱，粳米四钱。水三杯，煎一杯服。（补录自本书"伤寒方"章节）

香薷饮

治伤暑，发热、身痛、口燥、舌干、吐泻。

甘草一钱，厚朴一钱五分，扁豆二钱，香薷四钱。

水二杯，煎八分，冷服或温服。

泻利加茯苓、白术；呕吐加半夏；暑气发搐加羌活、秦艽。

大顺散

治阴暑，即畏热贪凉之病。

干姜一钱（炒），甘草八分（炒），杏仁（去皮尖，炒）六分，肉桂六分（炒）。

共为细末，每服三钱，水一杯半，煎七分服。

如烦躁，并花水调下一钱半。

生脉散

却暑良方。

人参一钱，麦冬三钱，五味一钱。

水二杯半，煎七分服。

清暑益气汤　东垣

炙芪一钱五分，人参、白术、苍术、青皮、陈皮、麦冬、猪苓、黄柏各五分，干葛、泽泻各一钱，神曲八分，五味、炙草各三分，升麻三分。

加生姜三片，大枣二枚，水二杯，煎七分服。

一物瓜蒂汤　《金匮》

瓜蒂二十个。

水二杯，煎八分服。

泄泻方

胃苓散

方见《胀满》。加减详见《三字经》小注。

胃苓散

苍术一钱五分（炒），白术、厚朴各一钱五分，桂枝一钱，陈皮、泽泻、猪苓各一钱五分，炙草七分，茯苓四钱。加生姜五片，水三杯，煎八分服。去桂、草，以煨半熟，蒜头捣为丸，陈米汤下三四钱，一日两服更妙。（补录自本书"胀满蛊胀方"章节）

四神丸

治脾肾虚寒，五更泄泻。

补骨脂四两（酒炒），肉豆蔻（面煨去油）、吴茱萸（泡）、五味（炒）各二两。

用红枣五两，生姜五两，同煮。去姜，将枣去皮核，捣烂为丸，如桐子大。每日五更服三钱，临卧服三钱，米汤下。加白术、附子、罂粟、人参更效。

生姜泻心汤

生姜泻心汤

生姜四两（切），炙甘草三两，人参三两，干姜一两，黄芩三两，黄连一两，半夏（洗）半升，大枣（擘）十二枚。上八味，以水一斗，煮取六升，去渣，再煎取三升，温服一升，日三服。

黄连汤

黄连汤

黄连三两，甘草二两（炙），干姜三两，桂枝三两，人参二两，半夏半升（洗），大枣十二枚（擘）。上七味，以水一斗，煮取六升，去渣，再煮取三升，温服一升，日三服。

甘草泻心汤

甘草泻心汤

甘草四两（炙），黄芩三两，干姜三两，半夏半升（洗），大枣十二枚（擘），黄连一两。上六味，以水一斗，煮取六升，去滓，再煎取三升，温服一升，日三服。

半夏泻心汤

半夏泻心汤

半夏（洗）半升，黄芩、干姜、人参、甘草（炙）各三两，黄连一两，大枣（擘）十二枚。上七味，以水一斗，煮取六升，去渣，再煎取三升，温服一升，日三服。

干姜黄芩黄连人参汤

干姜黄芩黄连人参汤

干姜、黄芩、黄连、人参各三两。上四味，以水六升，煮取二升，去滓，分温再服。

厚朴生姜半夏甘草人参汤

厚朴生姜半夏甘草人参汤

厚朴半斤（炙，去皮），生姜半斤（切），半夏半升（洗），甘草二两，人参一两。

以上六方，俱见《伤寒论读》。

按：以上诸法，与《内经》中"热消瘅则便寒，寒中之属则便热"一节，揆脉证而择用，甚验。张石顽《医通》载之甚详，但古调不弹久矣。

余新悟出一方，有泻心之意。上可消痞，下可止泻。肠热胃寒，能分走而各尽其长。非有他方，即伤寒厥阴条之乌梅丸也。屡用屡验。

卷 四

眩晕方

一味大黄散

一味大黄散

丹溪用大黄一味，酒炒三遍为末，茶调下一二钱。
（补录自本书"眩晕第十五"章节）

鹿茸酒

鹿茸酒

鹿茸生于头，取其以类相从，且人督脉而通于脑。每用半两，酒煎去滓，入麝香少许服。或用补中益气汤及芪术膏之类。此症如钩藤、天麻、菊花之类，俱可为使。
（补录自本书"眩晕第十五"章节）

加味左归饮

治肾虚头痛如神，并治眩晕目痛。

熟地七八钱，山茱萸、怀山药、茯苓、枸杞各三钱，肉苁蓉（酒洗切片）三四钱，细辛、炙草各一钱，川芎二钱。

水三杯，煎八分，温服。

正元丹　《秘旨》

治命门火衰，不能生土，吐利厥冷。有时阴火上冲，则头面赤热，眩晕恶心。浊气逆满，则胸胁刺痛，脐肚胀急。

人参三两（用附子一两煮汁收入，去附子），黄芪一两（五钱，用川芎一两酒煮汁收入，去川芎），山药一两（用干姜三钱煎汁收入，去干姜），白术一两（用陈皮五钱煮汁收入，去陈皮），茯苓二两（用肉桂六钱酒煎汁收入，晒干勿见火，去桂），甘草一两五钱（用乌药一两煮汁收入，去乌药）。

上六味，除茯苓，文武火缓缓焙干，勿炒伤药性，杵为散。

每服三钱，水一盏，姜三片，红枣一枚（擘）煎数沸，入盐一捻，和滓调服。服后，饮热酒一杯，以助药力。

呕哕吐方

二陈汤

半夏二钱，陈皮一钱，茯苓三钱，炙草八分。

加生姜三片，水二杯，煎八分服。加减法详见《三字经》小注。

二陈汤加减法（补录自本书相关章节）

火气痰　三子备　刘河间举五志过极，动火而卒中，皆因热甚，故主乎火。大法用防风通圣散之类，亦有引火归源，如地黄饮子之类。李东垣以元气不足而邪凑之，令人卒倒如风状，故主乎气虚，大法补中益气汤加减。朱丹溪以东南气温多湿，有病风者，非风也，由湿生痰，痰生热，热生风，故主乎湿，大法以二陈汤加苍术、白术、竹沥、姜汁之类。

七饮痛　二陈咽　停饮作痛，时吐清水，或胁下有水声，宜二陈汤加白术、泽泻主之。甚者，十枣汤之类亦可暂服。

二陈加　时医贵　二陈汤倍生姜，安胃降逆药也。寒加丁香、砂仁；热加黄连、鲜竹茹、石斛之类。

二陈尚　九味寻　人皆曰二陈汤为发汗平稳之剂，而不知茯苓之渗，半夏之涩，皆能留邪生热，变成谵语、不便等症。人皆曰九味羌活汤视麻、桂二汤较妥，而不知太阳病重，须防侵入少阴。此方中有芩、地之苦寒，服之不汗，恐苦寒陷入少阴，变成脉沉细但欲寐之症；服之得汗，恐苦寒戕伐肾阳，阳虚不能内固，变成遂漏不止之症。时医喜用此方，其亦知此方之流弊，害人匪浅也。

种玉者　即此详　种子必调经，以归脾汤治其源，以逍遥散治其流，并以上诸法皆妙，不必他求。唯妇人体肥厚者，恐子宫脂满，另用二陈汤加川芎、香附为丸。

小柴胡汤

方见《伤寒》。

小柴胡汤

柴胡四钱，人参、黄芩、炙草、生姜各一钱五分，半夏二钱，大枣二枚。水二钟，煎一钟，去滓，再煎八分，温服，一日夜作三服。胸中烦而不呕者，去半夏、人参，加瓜蒌二钱。渴者，去半夏，加人参七分，瓜蒌根二钱。腹中痛者，去黄芩，加芍药一钱半。胁下痞硬，去大枣，加牡蛎二钱。心下悸、小便不利者，去黄芩，加茯苓一钱。不渴，外有微热者，去人参，加桂枝一钱五分。温覆取微似汗愈。咳者，去人参、大枣、生姜，加五味子一钱、干姜一钱五分。（补录自本书"伤寒方"章节）

吴茱萸汤

方见《隔食反胃》。

吴茱萸汤

吴茱萸（汤泡）二钱五分，人参一钱五分，大枣五

枚，生姜五钱（切片）。水二杯，煎八分，温服。（补录自本书"心腹痛及胸痹方"章节）

大黄甘草汤 《金匮》

治食已即吐。

大黄五钱，甘草一钱五分。

水二杯，煎八分服。

干姜黄连黄芩人参汤 仲景

凡呕家夹热，不利于香砂橘半者，服此如神。

干姜（不炒）、黄芩、黄连、人参各一钱五分。

水一杯半，煎七分服。

进退黄连汤

黄连（姜汁炒）、干姜（炮）、人参（人乳拌，蒸）各一钱五分，桂枝一钱，半夏（姜制）一钱五分，大枣二枚。

进法：用本方七味俱不制，水三茶杯，煎一杯，温服。退法：不用桂枝，黄连减半，或加肉桂五分。如上逐味制熟，煎服法同。但空腹服崔氏八味丸三钱，半饥服煎剂耳。

癫狂痫方

滚痰丸　　王隐君

治一切实痰异症。孕妇忌服。

青礞石三两（研如米大，同焰硝三两，入新磁罐内封固，以铁线扎之，外以盐泥封固，煅过研末，水飞，二两实），沉香一两（另研），川大黄（酒蒸）、黄芩（炒）各八两。

共为末，水泛为丸，绿豆大，每服一钱至二钱，食远沸汤下。

生铁洛饮

治狂妄不避亲疏。

铁洛一盏（用水六杯煮取三杯，入下项药），石膏一两、龙齿、茯苓、防风各七分，黑参、秦艽各五钱。

铁洛水三杯，煎一杯服，一日两服。

当归承气汤　　秘传方

治男妇痰迷心窍，逾墙越壁，胡言乱走。

归尾一两，大黄（酒洗）、芒硝、枳实、厚朴各五钱，炙草三钱。

水二杯，煎八分服。

温胆汤

骆氏《内经拾遗》云：癫狂之由，皆是胆涎沃心，故神不守舍，理宜温胆。亦治痫病。

即二陈汤加枳实、鲜竹茹各二钱，或调下飞矾分半。

当归龙荟丸

治肝经实火，大便秘结，小便涩滞，或胸膈疼痛，阴囊肿胀。凡属肝经实火，皆宜用之。

叶天士云：动怒惊触，致五志阳越莫制，狂乱不避亲疏，非苦降之药，未能清爽其神识也。

当归、龙胆草、栀子仁、黄柏、黄连、黄芩各一两，大黄、芦荟、青黛各五钱，木香二钱五分，麝香五分（另研）。

共为末，神曲糊丸，每服二十丸，姜汤下。

丹矾丸　《医通》

治五痫。

黄丹一两，白矾二两。

二味入银罐中煅通红，为末，入腊茶一两，不落水猪心血为丸，朱砂为衣。每服三十丸，清茶下。久服其涎自便出，半月后更以安神药调之。

按：猪心血不黏，宜加炼蜜少许合捣。

磁朱丸

治癫狂痫如神。

磁石二两，朱砂一两，六神曲三两（生研）。

共研为末。另以六神曲一两，水和作饼，煮浮。入前药加炼蜜为丸，如麻子大。沸汤下二钱。解见《时方歌括》。

五淋癃闭赤白浊遗精方

五淋汤

赤茯苓三钱，白芍、山栀子各二钱，当归、细甘草各一钱四分。

加灯心十四寸，水煎服。解见《时方歌括》。

滋肾丸

又名通关丸。治小便点滴不通，及治冲脉上逆、喘呃等证。

黄柏、知母各一两，肉桂一钱。

共研末，水泛为丸，桐子大，阴干。每服三钱，淡盐汤下。

补中益气汤

方见《中风》，治一切气虚下陷。

补中益气汤

炙芪二钱，人参、白术（炒）、当归各一钱，炙草、陈皮各五分，升麻、柴胡各三分。加生姜三片，大枣二枚，水二杯，煎八分服。（补录自本书"中风方"章节）

萆薢分清饮

治白浊。

川萆薢四钱，益智仁、乌药各一钱五分，石菖蒲一钱。

一本加甘草梢一钱五分，茯苓二钱，水二杯，煎八分，入盐一捻服，一日两服。

四君子汤

方见《时方歌括》。

歌曰：白浊多因心气虚，不应只作肾虚医。四君子汤加远志，一服之间见效奇。

龙胆泻肝汤

治胁痛、口苦、耳聋、筋痿、阴湿热痒、阴肿、白浊、溲血。

龙胆草三分，黄芩、栀子、泽泻各一钱，木通、车前子各五分，当归、甘草、生地各三分，柴胡一钱。

水一杯半，煎八分服。

五倍子丸

治遗精固脱之方。

五倍子（青盐煮干，焙）、茯苓各二两。

为末，炼蜜丸，桐子大，每服二钱，盐汤下，日两服。

妙香散

怀山药二两，茯苓、茯神、龙骨、远志、人参各一两，桔梗五钱，木香三钱，甘草一两，麝香一钱，朱砂二钱。

共为末，每服三钱，莲子汤调下。

疝气方

五苓散　仲景

本方治太阳证身热、口渴、小便少。今变其分两，借用治疝。

猪苓、泽泻、茯苓各二钱，肉桂一钱，白术四钱。

水三杯，煮八分服，加木通、川楝子各一钱五分，橘核三钱，木香一钱。

三层茴香丸

治一切疝气如神。

　　大茴香五钱（同盐五钱炒，和盐称一两），川楝子一两，沙参、木香各一两。

　　为末，米糊丸如桐子大，每服三钱，空心温酒下，或盐汤下，才服尽，接第二料。

　　又照前方加荜茇一两，槟榔五钱，共五两半。依前丸服法。若未愈，再服第三料。

　　又照前第二方加茯苓四两，附子炮一两，共前八味，重十两。丸服如前，虽三十年之久，大如栲栳，皆可消散，神效。

《千金翼》洗方

治丈夫阴肿如斗，核中痛。

雄黄末一两，矾石二两，甘草七钱。

水五杯，煎二杯洗。

白虎汤

白虎汤

石膏八钱（碎，绵裹），知母三钱，炙草一钱，粳米四钱。水三杯，煎一杯服。（补录自本书"伤寒方"章节）

调胃承气汤

调胃承气汤

大黄四钱（清酒润），炙草二钱，芒硝三钱。水二杯

半，先煮大黄、甘草，取一杯，去滓，入芒硝微煮令沸，少少温服之。（补录自本书"伤寒方"章节）

理中丸

理中丸

人参、白术、干姜、甘草各三两。共研末，蜜丸如鸡子黄大，研碎以沸汤服一丸，日三四服。服后啜热粥，以腹热为度。或用各三钱，水三钟，煎八分，温服。服后啜热粥。若脐上筑者，去术加桂。吐多者，去术加生姜二钱；下多者，还用术。悸者，加茯苓。渴欲饮水者，加术。腹痛者，加人参。寒者，加干姜。腹满者，去术加附子。服汤后如食顷，啜热粥，微自温，勿揭衣被。（补录自本书"伤寒方"章节）

乌梅丸

四方俱见《伤寒》。

乌梅丸

乌梅九十三枚，细辛六钱，干姜一两，当归四钱，黄连一两六钱，附子六钱（炮），蜀椒四钱（炒），桂枝、人参、黄柏各六钱。各另研末，合筛之，以苦酒浸乌梅一宿，去核，饭上蒸之，捣成泥，入炼蜜共捣千下，丸如梧子大，先饮食白饮服十九，日三服，渐加至二十九。（补

录自本书"伤寒方"章节）

消渴方

肾气丸

肾气丸

即六味丸加附子、肉桂各一两。本方去附子，名七味丸，能引火归源。本方去附子加五味子，名加减八味丸，治大渴不止。本方加牛膝、车前子，名济生肾气丸，俗名金匮肾气丸，治水肿喘促。本方减两为钱，水煎服，名八味汤。（补录自本书"虚劳方"章节）

六味汤

六味汤

熟地八两，山茱肉、怀山药各四两，丹皮、茯苓、泽泻各三两。研末，炼蜜丸，如桐子大，晒干。每服三钱，淡盐汤送下，一日两服。加五味子，名都气丸。加麦冬，名八仙长寿丸，治咳嗽。本方减两为钱，水煎服，名六味地黄汤。（补录自本书"虚劳方"章节）

炙甘草汤

三方俱见《虚劳》。

炙甘草汤

生地四钱，桂枝木一钱，阿胶一钱五分，炙草二钱，人参一钱，麦冬二钱五分，枣仁（原方火麻仁）一钱五分。加生姜一钱，大枣二枚，水一杯，酒半杯，煎八分服。（补录自本书"虚劳方"章节）

麦门冬汤

麦门冬四钱，半夏一钱五分，人参二钱，粳米四钱，炙甘草二钱，大枣二枚。

水二杯，煎八分，温服。

麻仁丸

火麻仁二两，芍药、枳实各五钱，大黄、厚朴各一两。

研末，炼蜜丸，如桐子大，每服十丸，米饮下，以知为度。

痰饮方

王节斋化痰丸

治津液为火熏蒸，凝浊郁结成痰，根深蒂固，以此缓治之。

香附（童便浸炒，五钱），橘红一两，瓜蒌仁一两，黄芩（酒炒）、天门冬、海蛤粉各一两，青黛三钱，芒硝三钱（另研），桔梗五钱，连翘五钱。

　　共研末，炼蜜入生姜汁少许，为丸如弹子大，每用一丸，嚼化。或为小丸，姜汤送下二钱。

苓桂术甘汤　《金匮》

　　治胸胁支满目眩。并治饮邪阻滞心肺之阳，令呼气短。

苓桂术甘汤

　　茯苓四钱，白术、桂枝各二钱，炙草一钱五分。水二杯，煎八分服。（补录自本书"气喘方"章节）

肾气丸

　　治饮邪阻滞肝肾之阴，令吸气短。二方俱见《喘证》。

甘遂半夏汤　《金匮》

　　治饮邪流连不去，心下坚满。

　　甘遂（大者三枚），半夏（汤洗七次，十三枚，以水一中杯，煮取半杯，去滓），芍药五枚（约今之三钱），甘草（如指一枚，炙，约今之一钱三分）。

　　水二杯，煎六分，去滓，入蜜半盏，再煎至八分服。

　　程氏曰：留者行之，用甘遂以决水饮；结者散之，用半夏以散痰饮。甘遂之性直达，恐其过于行水，缓以甘草、白蜜之甘，坚以芍药之苦，虽甘草、甘遂相反，而实以相使，此苦坚甘缓约之之法也。《灵枢经》曰：约方犹约囊。其斯之谓与？尤氏曰：甘草与甘遂相反，而同用之者，盖欲其一战而留饮尽去，因相激而相成也。芍药、白蜜，不特安中，亦缓毒药耳。

十枣汤　　《金匮》

治悬饮内痛。亦治支饮。方见《腹痛》。

十枣汤

大戟、芫花（炒）、甘遂各等分（研末）。用大枣十枚，水二杯，煎七分，去滓，入药方寸匕，约有七分服，次早当下。未下，再一服。服后体虚，以稀粥调养。（补录自本书"心腹痛及胸痹方"章节）

大青龙汤　　《金匮》

治溢饮之病，属经表属热者，宜此凉发之。

大青龙汤

麻黄六钱（去根节），桂枝二钱，甘草二钱（炙），杏仁（去皮尖）十二枚，生姜三钱（切片），大枣四枚，石膏（碎，以绵裹）四钱五分。水四杯，先煮麻黄至二杯半，去上沫，纳诸药，再煮八分，温服，温覆取微似汗，汗出多者，以温粉扑之。白术、煅牡蛎、龙骨研末。（补录自本书"伤寒方"章节）

以上二方，俱见《伤寒》。

小青龙汤　《金匮》

治溢饮之病，属经表属寒者，宜此温发之。

小青龙汤

麻黄（去根节）、白芍、干姜（不炒）、甘草、桂枝各二钱，半夏三钱，五味子一钱，细辛八分。水三杯半，先煮麻黄至二杯半，去沫，纳诸药，煎八分，温服。若渴者，去半夏加瓜蒌根二钱；若噎者，去麻黄加附子一钱五分；小便不利，小腹痛满，去麻黄加茯苓四钱；若喘者，去麻黄加杏仁二十一枚，按：《论》云，若微利者，去麻黄加芫花。今芫花不常用，时但行道人当于方后注明。（补录自本书"伤寒方"章节）

木防己汤去石膏加茯苓芒硝汤　《金匮》

前方有人参，吐下后水邪因虚而结者，服之即愈，若水邪实结者，虽愈而三日复发，又与前方不应者。故用此汤去石膏之寒，加茯苓直输水道，芒硝峻开坚结也。又此方与小青龙汤，治吼喘病甚效。

木防己二钱，桂枝二钱，茯苓四钱，人参四钱，芒硝二钱五分。

水二杯半，煎七分，去滓，入芒硝微煎，温服，微利自愈。

泽泻汤 《金匮》

支饮虽不中正，而迫近于心，饮邪上乘清阳之位，其人苦冒眩。冒者，昏冒而神不清，如有物冒蔽之也；眩者，目旋转而乍见眩黑也。宜此汤。

泽泻五钱，白术二钱。

水二杯，煎七分，温服。

厚朴大黄汤 《金匮》

治支饮胸满。支饮原不中正，饮盛则偏者不偏，故直驱之从大便出。

厚朴二钱，大黄二钱，枳实一钱五分。

水二杯，煎七分，温服。

葶苈大枣泻肺汤 《金匮》

治支饮不得息。方见《气喘》。

葶苈大枣泻肺汤

葶苈子（隔纸炒研如泥）二钱二分，水一杯半，大枣十二枚，煎七分，入葶苈子服之。（补录自本书"气喘方"章节）

小半夏汤 《金匮》

治心下支饮，呕而不渴。

半夏四钱，生姜八钱。

水二杯，煎八分，温服。

己椒苈黄丸 《金匮》

治腹满口舌干燥，肠间有水气。

防己、椒目、葶苈（熬）、大黄各一两。

共为细末，炼蜜丸如梧子大，先饮食服一丸，日三服，稍增之，口中有津液。渴者，加芒硝半两。

程氏曰：防己、椒目导饮于前，清者从小便而出；大黄、葶苈推饮于后，浊者从大便而下。此前后分消，则腹满减而水饮行，脾气转而津液生矣。

小半夏加茯苓汤 《金匮》

治卒然呕吐，心下痞，膈间有水气，眩悸者。

即小半夏汤加茯苓四钱。

五苓散 《金匮》

治脐下悸，吐涎沫而颠眩，此水也。

泽泻一两六铢，猪苓、茯苓、白术各十八铢（按：十黍为一铢，约今四分一厘七毫），桂枝半两。

为末，白饮和服方寸匕，日三服。多暖水，汗出愈。

六株为一分，即今之二钱半也。泽泻应一两二钱五分。猪苓、白术、茯苓各应七钱五分也。方寸匕者，匕即匙。正方一寸大，约八九分也。余用二钱。

愚按：脐下动气，去术加桂，理中丸法也。今因吐涎沫，是水气盛，必得苦燥之白术，方能制水。颠眩是土中湿气化为阴霾，上弥清窍，必得温燥之白术，方能胜湿。证有兼见，法须变通。

附方：《外台》茯苓饮

治积饮既去，而虚气塞满其中，不能进食。此证最多，此方最妙。

茯苓、人参、白术各一钱五分，枳实一钱，橘皮一钱二分五厘，生姜二钱。

水二杯，煎七分服，一日三服。

徐忠可曰：俗谓陈皮减参力，此不唯陈皮，且加枳实之多，补泻并行，何其妙也。

三因白散

滑石五钱、半夏三钱、附子二钱（炮）。

共研末，每服五钱，加生姜三片，蜜三钱，水一杯半，煎七分服。

伤寒方

太阳

桂枝汤

桂枝、白芍各三钱，甘草二钱（炙），生姜三钱（切片），大枣四枚。

水二杯，煎八分，温服。服后少顷，啜粥一杯，以助药力，温覆微似汗。若一服病止，不必再服；若病重者，一日夜作三服。

麻黄汤

麻黄三钱（去根节），桂枝二钱，杏仁（去皮尖）二十三枚，甘草一钱。

水三杯，先煮麻黄至二杯，吹去上沫，纳诸药，煎八分，温服。不须啜粥，余将息如前法。

大青龙汤

麻黄六钱（去根节），桂枝二钱，甘草二钱（炙），杏仁（去皮尖）十二枚，生姜三钱（切片），大枣四枚，石膏（碎，以绵裹）四钱五分。

水四杯，先煮麻黄至二杯半，去上沫，纳诸药，再煎八分，温服，温覆取微似汗，汗出多者，以温粉扑之。白术、煅牡蛎、龙骨研末。

若汗多亡阳者，以真武汤救之。

小青龙汤

麻黄（去根节）、白芍、干姜（不炒）、甘草、桂枝各二钱，半夏三钱，五味子一钱，细辛八分。

水三杯半，先煮麻黄至二杯半，去沫，纳诸药，煎八分，温服。

若渴者，去半夏加瓜蒌根二钱；若噎者，去麻黄加附子一钱五分；小便不利，小腹痛满，去麻黄加茯苓四钱；若喘者，去麻黄加杏仁二十一枚。

按：《论》云，若微利者，去麻黄加芫花。今芫花不常用，时法用茯苓四钱代之，即猪苓、泽泻亦可代也，但行道人当于方后注明。

桂枝加葛根汤

即桂枝汤加葛根四钱。

水三杯半，先煮葛根至二杯半，吹去沫，入诸药，煎至八分，温服，不须啜粥。

葛根汤

葛根四钱，麻黄三钱，生姜二钱，甘草二钱，桂枝二钱，大枣四枚，白芍二钱。

水三钟半，先煮麻黄、葛根至二杯，去沫，入诸药，煎至八分，温服。微似汗，不须啜粥。

阳明

白虎汤

石膏八钱（碎，绵裹），知母三钱，炙草一钱，粳米四钱。

水三杯，煎一杯服。

调胃承气汤

大黄四钱（清酒润），炙草二钱，芒硝三钱。

水二杯半，先煮大黄、甘草，取一杯，去滓，入芒硝微煮令沸，少少温服之。

小承气汤

大黄四钱，厚朴、枳实各二钱。

水二杯，煎八分服。初服当更衣，不尔者再煮服，若更衣勿服。

大承气汤

大黄二钱（酒润），厚朴四钱，枳实、芒硝各二钱。

水三杯，先煮枳实、厚朴至一杯半，去滓，纳大黄；煮一杯，去滓，纳芒硝，微火煮一二沸服。得下，勿再服。

少阳

小柴胡汤

柴胡四钱，人参、黄芩、炙草、生姜各一钱五分，半夏二钱，大枣二枚。

水二钟，煎一钟，去滓，再煎八分，温服，一日夜作三服。

胸中烦而不呕者，去半夏、人参，加瓜蒌二钱。渴者，去半夏，加人参七分、瓜蒌根二钱。腹中痛者，去黄芩，加芍药一钱半。胁下痞硬，去大枣，加牡蛎二钱。心下悸、小便不利者，去黄芩，加茯苓一钱。不渴，外有微热者，去人参，加桂枝一钱五分。温覆取微似汗愈。咳者，去人参、大枣、生姜，加五味子一钱、干姜一钱五分。

大柴胡汤

柴胡四钱，半夏二钱，黄芩、芍药、枳实各钱半，生姜二钱五分，大枣二粒。

一本有大黄五分。水三钟，煎八分，温服，一日夜作三服。

太阴

理中丸汤

人参、白术、干姜、甘草各三两。

共研末，蜜丸如鸡子黄大，研碎以沸汤服一丸，日三四服。服后啜热粥，以腹热为度。或用各三钱，水三钟，煎八分，温服。服后啜热粥。

若脐上筑者，去术加桂；吐多者，去术加生姜二钱；下多者，还用术；悸者，加茯苓；渴欲饮水者，加术；腹痛者，加人参；寒者，加干姜；腹满者，去术加附子。服汤后如食顷，啜热粥，微自温，勿揭衣被。

四逆汤

甘草四钱（炙），干姜三钱，附子二钱（生用）。

水三钟，煎八分服。

通脉四逆加人尿猪胆汤

干姜六钱，甘草四钱，附子二钱（生用）。

水三钟，煎八分，加猪胆汁一汤匙，人尿半汤匙，温服。

桂枝加芍药汤

桂枝、生姜各三钱，大枣四枚，芍药六钱，炙草二钱。

水三杯，煎一杯服。

桂枝加大黄汤

桂枝、生姜各三钱，芍药六钱，炙草二钱，大黄七分，大枣四枚。

水三杯，煎八分服。

少阴

麻黄附子细辛汤

麻黄（去根节）、细辛各三钱，附子一钱五分。

水三钟，先煎麻黄至二钟，去沫，入诸药煎七分，温服。

麻黄附子甘草汤

麻黄（去根）、甘草各三钱，附子一钱五分。

煎法同上。

通脉四逆汤

干姜六钱，炙草四钱，附子二钱（生用）。

水三杯，煎八分，温服。

白通汤

干姜三钱，附子三钱（生用），葱白二根。

水三杯，煎八分，温服。

吴茱萸汤

吴茱萸三钱（汤泡），人参一钱五分，大枣四枚，生姜六钱。

水煎服。

猪苓汤

猪苓、茯苓、泽泻、滑石、阿胶各三钱。

水一杯，先煎四味至一杯，去滓，入胶煎化服。

黄连阿胶鸡子黄汤

黄连四钱，黄芩一钱，芍药二钱，阿胶三钱，鸡子黄一枚。

水二杯半，煎一杯半，去滓，入胶烊尽，小冷，入鸡子黄搅令相得。温服，一日三服。

大承气汤

方见《阳明》。

大承气汤

大黄二钱（酒润），厚朴四钱，枳实、芒硝各二钱。水三杯，先煮枳实、厚朴至一杯半，去滓，纳大黄；煮一杯，去滓，纳芒硝，微火煮一二沸服。得下，勿再服。（补录自本书"伤寒方·阳明"章节）

厥阴

乌梅丸

乌梅九十三枚，细辛六钱，干姜一两，当归四钱，黄连一两六钱，附子六钱（炮），蜀椒四钱（炒），桂枝、人参、黄柏各六钱。

各另研末，合筛之，以苦酒浸乌梅一宿，去核，饭上蒸之，捣成泥，入炼蜜共捣千下，丸如梧子大，先饮食白饮服十丸，日三服，渐加至二十丸。

当归四逆汤

当归、桂枝、白芍各三钱，甘草（炙）、木通、细辛各二钱，大枣八粒、又一粒取三分之一（擘）。

水三杯，煎八分，温服。

寒气盛者，加吴茱萸二钱半，生姜八钱，以水二杯，清酒二杯，煮取一杯半，温分二服。

白头翁汤

白头翁一钱，黄连、黄柏、秦皮各一钱五分。

水二杯，煎八分，温服。

余详于《时方妙用·附录伤寒门》。

瘟疫方

人参败毒散

方见《痢疾》。

人参败毒散

羌活、独活、前胡、柴胡、川芎、枳壳、茯苓、桔梗、人参以上各一钱，甘草一分。水二杯，加生姜三片，煎七分服。加仓米名仓廪汤，治噤口痢。（补录自本书"痢症方"章节）

防风通圣散

方见《中风》。

防风通圣散

防风、荆芥、连翘、麻黄、薄荷、川芎、当归、白芍、白术、山栀、大黄、芒硝各五分，黄芩、石膏、桔梗各一钱，甘草二钱，滑石三钱。水二杯，加生姜三片，煎八分服。自利去硝、黄；自汗去麻黄，加桂枝；涎嗽加半

夏、五味。（补录自本书"中风方"章节）

藿香正气散

治外受四时不正之气，内停饮食，头痛寒热。或霍乱吐泻，或作疟疾。

藿香、白芷、大腹皮、紫苏、茯苓各三两，陈皮、白术、厚朴、半夏曲、桔梗各二两，甘草一两。

每服五钱。加姜、枣煎。

神圣辟瘟丹

神圣辟瘟丹，留传在世间，正元焚一炷，四季保平安。此歌出聂久吾《汇函》。

羌活、独活、白芷、香附、大黄、甘松、山柰、赤箭、雄黄各等分，苍术倍用。

上为末，面糊为丸弹子大，黄丹为衣，晒干，正月初一清晨，焚一炷辟瘟。

妇人科方

四物汤

统治妇人百病。

当归身、熟地、白芍（酒炒）各三钱，川芎一钱五分。

水三杯，煎八分服。加制香附二钱，研碎，炙草一钱。加减详《三字经》。

杂病法　四字求

谓气、血、痰、郁是也，一切杂病只以此四字求之。气用四君子汤，血用四物汤，痰用二陈汤，郁用越鞠丸，参差互用，各尽其妙。

妇人病　四物良

与男子同，唯经前产后异耳。《济阴纲目》以四物汤加香附、炙草为主，凡经前产后，俱以此出入加减。

渐早至　药宜凉

血海有热也，宜加味四物汤加续断、地榆、黄芩、黄连之类。

渐迟至　重桂姜

血海有寒也，宜加味四物汤加干姜、肉桂之类，甚附子。

经闭塞　禁地黄

闭塞脉实，小腹胀痛，与二阳病女子不月者不同。虽四物汤为妇科所不禁，而经闭及积瘀实症，宜去地黄之濡滞，恐其护蓄血不行也。加醋炒大黄二钱、桂一钱、桃仁二钱，服五六剂。

安胎法　寒热商

四物汤去川芎为主，热加黄芩、白术、续断，寒加艾叶、阿胶、杜仲、白术。大抵胎气不安，虚寒者多。庸医以"胎火"二字惑人，误人无算。（补录自本书"妇人经产杂病第二十三"章节）

归脾汤

方见《虚劳》。

归脾汤

炙芪三钱，人参、白术（蒸）、枣仁（炒黑）、当归身、茯神、龙眼肉各二钱，木香五分，炙草一钱，远志五分（去心）。水三杯，煎八分，温服。高鼓峰去木香加白芍一钱五分，甚妙。咳嗽加麦冬二钱，五味七分；郁气加贝母二钱；脾虚发热加丹皮、栀子。（补录自本书"虚劳方"章节）

逍遥散 《景岳》

治妇人思郁过度。致伤心脾冲任之源，血气日枯，渐至经脉不调者。

当归三钱，芍药一钱五分，熟地五钱，枣仁二钱（炒），茯神一钱五分，远志五分，陈皮八分，炙草一钱。

水三杯，煎八分服。

气虚加人参；经滞痛加香附。

按：方虽庸陋，能滋阳明之燥，故从俗附录之。地黄生用佳。

当归散　　《金匮》

瘦而有火，胎不安者，宜此。

当归、黄芩、芍药、芎䓖各一斤，白术半斤。

共研末，酒服方寸匕。今用一钱，日再服。妊娠常服即易产，胎无疾若。产后百病悉主之。

白术散　　《金匮》

肥白有寒，胎不安者，此能养胎。

白术、川芎、川椒、牡蛎。

为末，酒服一钱匕，今用一钱，日三服，夜一服。

但苦痛加芍药；心下毒痛加川芎；心烦吐痛不食加细辛、半夏服之，后更以醋浆服之，复不解者，小麦汁服之，已后渴者，大麦汁服之。病虽愈，服勿置。

保生无忧散

妇人临产，先服一二剂，自然易生。或遇横生倒产，连日不生，服二三剂，神效。

当归一钱五分（酒洗），川贝母一钱，黄芪八分（生用），艾叶七分，酒芍一钱二分，冬日一钱，菟丝子一钱四分，厚朴（姜汁炒）七分，荆芥穗八分，枳壳（麸炒）六分，川芎二钱二分，羌活、甘草各五分。

　　加生姜三片，水二杯，煎八分，空心服。

　　此方全用撑法。当归、川芎、白芍，养血活血者也。厚朴去瘀血者也，用之撑开血脉，俾恶露不致填塞。羌活、荆芥疏通太阳。将背后一撑，太阳经脉最长，太阳治则诸经皆治。枳壳疏理结气，将面前一撑，俾胎气敛抑而无阻滞之虞。艾叶温暖子宫，撑动子宫则胞胎灵动。贝母、菟丝最能滑胎顺气，将胎气全体一撑，大具天然活泼之趣矣。加黄芪者，所以撑扶元气，元气旺则转动有力也。生姜通神明，去秽恶，散寒止呕，所以撑扶正气而安胃气。甘草协和诸药，俾其左宜右有，而全其撑法之神也。此方人多不得其解，程钟龄注独超。故全录之。

加味归芎汤

　　川芎三钱，当归身五钱，龟板三钱（生研），妇人生过男女顶门发（烧如鸡子大）。

　　水三杯，煎八分服。如人行五里即生。

当归补血汤

　　当归三钱、炙芪一两。

　　水煎服。加附子三钱，神效。或加桂一钱。

失笑散

　　方见《心腹痛》。

失笑散

五灵脂（醋炒）、蒲黄各一两。共研末，每服三钱，以醋汤送下，日二服。（补录自本书"心腹痛及胸痹方"章节）

生化汤

当归五钱，川芎二钱，干姜五分（炮），桃仁一钱五分（去皮尖），甘草一钱（炙）。

水二杯，煎八分服。产后风，口噤、角弓反张者，宜加荆芥穗三钱。又方，中风口噤，用华佗愈风散，即荆芥穗一味焙为末，勿焦黑，以童便和酒送下，口噤药不下者，用一两零，再以童便煎好，从鼻孔灌下。

当归生姜羊肉汤

方见《心腹痛》。

当归生姜羊肉汤

当归七钱五分，生姜一两二钱五分，羊肉四两（去筋膜，用药戥秤方准）。水五杯，煎取二杯，温服一杯，一日两服。若寒多者，加生姜五钱；痛多而呕者，加橘皮五钱、白术二钱五分。（补录自本书"心腹痛及胸痹方"章节）

竹叶汤　《金匮》

治产后中风，病痉发热，面正赤，喘而头痛。

鲜竹叶四十九片，葛根三钱，防风一钱，桔梗、桂枝、人参、附子（炮）、甘草各一钱，大枣五枚，生姜五钱。

水三杯，煎八分，温服，温覆使汗出，日夜作三服。头项强，加附子五分，煎药扬去沫；呕者加半夏二钱。

愚按：自汗者，去葛根，加瓜蒌根三钱，附子五分。产后痉证，十中只可救一，除此方外，无一善方。

甘麦大枣汤

甘草三钱，小麦一两六钱，大枣十枚。

水三杯，煎一杯服，日作三服。

《金匮》方只录五首。余见拙著《金匮浅说》《金匮读》内，二书即欲梓行，集隘不能尽登。

小儿科方

小儿无专方，以上诸方，折为小剂用之。今儿科开口即曰食、曰惊、曰风、曰疳。所用之药，大抵以钩藤、秦艽、防风、羌活、独活、天麻、前胡、全蝎、僵蚕为祛风之品；朱砂、牛黄、胆星、石菖蒲、天竺黄、代赭石、青黛、赤芍、金银煎汤为定惊之品；以山楂、神曲、麦芽、谷芽、莱菔子、枳壳、厚朴、槟榔、草果为消食之品；以芜黄、榧子、使君子、蟊蛉土、五谷虫为治疳之品；如杏仁、葶苈、酒芩、桑白皮、半夏曲、苏陈皮、贝母、天花粉之类，谓为通用调气化痰之善药。父传子，师传徒，其专方皆杀人之具也。钱仲阳以金石之药为倡，犹有一二方近道处，至《铁镜》采薇汤则乱道甚矣。近日儿科，只用以上所列诸药，任意写来，造孽无已，实堪痛恨！

附 录

阴阳

识一字便可为医说

客有问于余曰："医之为道，乃古圣人泄天地之秘，夺造化之权，起死回生，非读破万卷书，参透事事物物之理者不能。今非通儒而业此，亦能疗人病获盛名，何也？"

余曰："天地间有理有数，理可胜数，则有学问之医，远近崇之，遂得以尽其活人之道。然仲景为医中之圣，尚未见许于当时，观《伤寒论》之序文可见，犹宣圣以素王老其身，天之意在万世，不在一时也。仲景之后，名贤辈出，类皆不得志于时，闭门著书，以为传道之计。而喻嘉言、柯韵伯二先生书，尤感愤而为不平之鸣，此理数之可言而不可言者矣。今之业医者，无论不足为通儒，而求其识一字者，则为良医矣。无论其识多字也，只求其识一字者，则可以为良医矣。"

客曰："此何字也，得毋所谓'丁'字乎？"

余曰："亦其类耳，不必他求，即'人'字是也。

人乃阴精阳气合而成之者也。左为阳，左边一'丿'，阳之位也；右为阴，右边一'乀'阴之位也。作书者，遇'丿'处自然轻手挥之，阳主乎气，轻清之象也；遇'乀'处自然重手顿之，阴主乎精，重浊之象也。两画不相离，阴阳互根之道也。两画各自位置，阴阳对待之道也。'丿'在左者，不可使之右，'乀'在右者，不可使之左，阴阳不离之道也。左'丿'由重而轻，万物生于水，即男女媾精，万物化生之义，由阴而阳也。右'乀'由轻而重，形生于气，即大哉乾元，乃通天，至哉坤元，乃顺承天之义，阳统乎阴也。二者合之则成人，合之义，医书谓之曰抱，《周易》名之曰交，交则为泰矣。试以形景浅言之，人之鼻下口上水沟穴，一名人中，取人身居乎天地中之义也。天气通于鼻，地气通于口。天食人以五气，鼻受之；地食人以五味，口受之。穴居其中，故曰人中。自人中而上，目、鼻、耳皆两窍，偶画；自人中而下，口与二便皆单窍，奇画。上三画偶而为阴，下三画奇而为阳，取地天之义，合成泰卦也。形景主外，犹必合阴阳之象而成人，况人之所以生之理乎，人之为义大矣哉！子若遇医者，问此一字，恐高车驷马，诩诩以名医自负者，亦一字不识也。"

客闻予言，亦大笑而去。

脏腑

十二官

《灵兰秘典论》云：心者，君主之官也，神明出焉。肺者，相傅之官，治节出焉。肝者，将军之官，谋虑出焉。胆者，中正之官，决断出焉。膻中者，臣使之官，喜乐出焉。脾胃者，仓廪之官，五味出焉。大肠者，传道之官，变化出焉。小肠者，受盛之官，化物出焉。肾者，作强之官，伎巧出焉。三焦者，决渎之官，水道出焉。膀胱者，州都之官，津液藏焉，气化则能出矣。

按：此以脾胃合为一官，恐错简耳。《刺法补遗篇》云：脾者，谏议之官，知周出焉；胃者，仓廪之官，五味出焉。采此补入，方足十二官之数。

心说

心，火脏，身之主，神明之舍也。《小篆》尝言，"心"字篆文只是一倒"火"字耳。盖心，火也，不欲炎上，故颠倒之，以见调变之妙也。祝无功曰：庖氏一画，直竖之则为"丨"，左右倚之则为"丿"为"乀"，缩之则为"、"，曲之则"乚"。

"乚""、""丿""乀"方以直，世间字变化浩繁，未有能外"一""丨""丿""乀"结构之者。独"心"字欲动欲流，圆妙不居，出之乎"一""丨""丿""乀"之外，更索一字与作对不得。正以"心"者，"新"也。神明之官，变化而日新也。心主血脉，血脉日新，新新不停，则为平人，否则疾矣。其合脉也，其荣色也，开窍于舌。

肝说

肝，木脏，魂所藏也。肝者，干也，以其体状有枝干也。又位于东方，而主生气。时医昧其理，反云肝无补法，宜凉宜伐，只泥木克土之一说，而不知后天八卦配河图之象。三八为木，居东，即后天震巽之位，巽上坤下则为观。《易》曰：观，天之神道，而四时不忒。上坤下震则为复。《易》曰：复，其见天地之心乎，为义大矣哉。其合筋也，其荣爪也，开窍于目。

脾说

脾为土脏，藏意与智，居心肺之下，故从卑。又脾者，裨也，裨助胃气以化谷也，经云：纳谷者昌，其在此乎。其合肉也，其荣唇也，开窍于口。

肺说

肺，金脏，魄所藏也。肺者，沛也，中有二十四孔，分布清浊之气，以行于诸脏，使沛然莫御也。《内经》曰：肺恶寒。又曰：形寒饮冷则伤肺，勿只守火克金之一说也。其合皮也，其荣毛也，开窍于鼻。

肾说

肾，水脏，藏精与志，华元化谓为性命之根也。又，肾者，任也，主骨，而任周身之事，故强弱系之。《甲乙经》曰：肾者，引也，能引气通于骨髓。《卮言》曰：肾者，神也，妙万物而言也。其合骨也，其荣发也，开窍于二阴。

胃说

胃，属土，脾之腑也，为仓廪之官，五谷之府，故从田。田乃五谷所出，以为五谷之市也。又胃者，卫也，水谷入胃，游溢精气，上出于肺，畅达四肢，布护周身，足以卫外而为固也。

胆（膽）说

字从詹，不从旦。胆音檀，乃口脂泽也，与胆（膽）不同。今从胆者，乃传袭之讹也。

胆（膽），属木，肝之腑也，为中正之官，中清之府，十一经皆取决于胆（膽）。人之勇怯邪正，于此詹之，故字从詹。又胆（膽）者，担也，有胆（膽）量方足以担天下之事。肝主仁，仁者不忍，故以胆（膽）断。胆（膽）附于肝之短叶间，仁者必有勇也。

大肠小肠说

大肠，传道之官，变化出焉，属金，为肺之腑。小肠，受盛之官，化物出焉，属火，为心之腑。人纳水谷，脾气化而上升，肠则化而下降。盖以肠者，畅也，所以畅达胃中之气也。肠通畅则为平人，否则病矣。

三焦说

三焦者，上、中、下三焦之气也。焦者，热也，满腔中热气布护，能通调水道也。为心包络之腑，属火。上焦不治，则水泛高源；中焦不治，则水留中脘；下焦不治，则水乱二便。三焦气治，则脉络通而水道利，故曰决渎之官。

手心主说　　即心包络

心乃五脏六腑之大主，其包络为君主之外卫，相火代君主而行事也，所以亦有主名。何以系之以手？盖以手厥阴之脉，出属心包；手三阳之脉，散络心包；是手与心主合，故心包络称手心主。五脏加此一脏，实六脏也。

膀胱说

膀胱，属水，为肾之腑。经云：膀胱者，州都之官，津液藏焉，气化则能出矣。言其能得气化，而津液外出，滋润于皮毛也。若水道之专司，则在三焦之腑。故经云：三焦者，决渎之官，水道出焉。言其热气布护，使水道下出而为溺也。《内经》两出字：一为外出，一为下出，千古罕明其旨，兹特辨之。又，膀者，旁也；胱者，光也。言气海之元气足，则津液旁达不穷，而肌腠皮毛皆因以光滑也。

命门说

越人指右肾为命门，诸家非之。余考《内经》太阳根于至阴，结于命门。命门者，目也。《灵枢·结根篇》《灵枢·卫气篇》《素问·阴阳离合论》，三说俱同。后读《黄庭经》云：上有黄庭，下有关元。后有幽门，前有命门。方悟其处。凡人受生之初，先天精气聚于脐下，当关元、气海之间。其在女者，可以手扪而得，俗名产门。其在男者，于泄精之时，自有关阑知觉，此北门锁钥之司，人之至命处也。又考越人七冲门之说谓：飞门，唇也；户门，齿也；吸门，会厌也；贲门，胃之上口也；幽门，大肠下口也；阑门，小肠下口也；魄门，肛门也，便溺由气化而出。又增溺窍为气门。凡称之曰门，皆指出入之处而言也。况身形未生之初，父母交会之际，男之施由此门而出，女之受由此门而入。及胎元既足，复由此门而生。故于八门之外，重之曰命门也。若夫督脉十四椎中，有命门之穴，是指外腧而言，如五脏六腑腧一理。非谓命门即在此也。

经络

经络歌诀

汪讱庵《本草备要》后附此，宜熟读之，无庸再著。

四诊

望色

春夏秋冬长夏时，青黄赤白黑随宜。
左肝右肺形呈颊，心额肾颐鼻主脾。
察位须知生者吉，审时若遇克堪悲。
更于黯泽分新旧，隐隐微黄是愈期。
又有辨舌之法。舌上无苔为在表，鲜红为火，淡白为寒（主无苔言，非谓苔之淡白也）。若有白苔为半表半里，黄苔为在里，黑苔病入少阴，多死。苔润有液为寒，苔燥无液为火。舌上无苔如去油腰子为亡液，不治。

闻声

僧自性传

肝怒声呼心喜笑，脾为思念发为歌，

肺金忧虑形为哭，肾主呻吟恐亦多。

又法：气衰言微者为虚，气盛言厉者为实，语言首尾不相顾者神昏，狂言怒骂者实热，痰声辘辘者死，久病闻呃为胃绝。大抵语言声音以不异于平时者吉，反者为凶。

问症

出《景岳全书》，张心在增润之

一问寒热二问汗，三问头身四问便，

五问饮食六问胸，七聋八渴俱当辨，

九问旧病十问因，再兼服药参机变，

妇人尤必问经期，迟速闭崩皆可见，

再添片语告儿科，天花麻疹虔占验。

切脉

微茫指下最难知　　条绪寻来悟治丝

旧诀以浮、芤、滑、实、弦、紧、洪为七表;以沉、微、迟、缓、濡、伏、弱、涩为八里;以长、短、虚、促、结、代、牢、动、细为九道;李濒湖、李士材加入数、革、散三脉,共二十七字,实难摸索。必得其头绪如治丝者,始有条不紊。

三部分持成定法

左寸外以候心,内以候膻中。右寸外以候肺,内以候胸中。左关外以候肝,内以候膈。右关外以候胃,内以候脾。两尺外以候肾,内以候腹。腹者,大小二肠、膀胱俱在其中。前以候前,后以候后。上竟上者,胸喉中事也。下竟下者,小腹、腰股、膝胫中事也。此照《内经》分配之法。

八纲易见是良规

浮主表,沉主里,二脉于指下轻重辨之,易见也。迟主寒,数主热,二脉以息之至数分之,易见也。大主邪实,细主正虚,二脉以形之阔窄分之,易见也。长主素盛,短主素弱,二脉以部之长短分之,易见也。以此八脉为纲。其余诸脉辨其兼见可也,置而弗辨亦可也。起四句,总提切脉之大法也。

胃资水谷人根本

脉属肺，而肺受气于胃。

土具冲和脉委蛇

不坚直而和缓也，脉得中土之生气如此，此以察胃气为第一要。

脏气全凭生克验

审脏气之生克为第二要。如脾病畏弦，木克土也。肺病畏洪，火克金也。反是，则与脏气无害。

天时且向逆从窥

推天运之顺逆为第三要。如春气属木脉宜弦，夏气属火脉宜洪之类。反是，则与天气不应。

阳为浮数形偏亢

仲景以浮、大、动、滑、数为阳，凡脉之有力者俱是。

阴则沉迟势更卑

仲景以沉、涩、弱、弦、迟为阴，凡脉之无力者皆是。此又提出"阴阳"二字，以起下四句辨脉病之宜忌，为第四要。

外感阴来非吉兆

外感之证，脉宜浮洪，而反细弱，则正不胜邪矣。

内虚阳现实堪悲

脱血之后，脉宜静细，而反洪大，则气亦外脱矣。

诸凡偏胜皆成病

偏阳而洪大，偏阴而细弱，皆病脉也。

忽变非常即弗医

旧诀有雀啄、屋漏、鱼翔、虾游、弹石、解索、釜沸七怪之说，总因阴阳离决，忽现出反常之象。

只此数言占必应　《脉经》铺叙总支离

病之名有万，而脉象不过数十种，且一病而数十之脉无不可见，何能诊脉而即知为何病耶？脉书欺人之语，最不可听。

运气

张飞畴运气不足凭说

谚云：不读五运六气，检遍方书何济。所以稍涉医理者，动以司运为务。曷知《天元纪》等篇，本非《素问》原文，王氏取《阴阳大论》补入经中，后世以为古圣格言，孰敢非之，其实无关于医道也。况论中明言，时有常位，而气无必然，犹谆谆详论者，不过穷究其理而已。纵使胜复有常，而政分南北。四方有高下之殊，四序有非时之化；百步之内，晴雨不同；千里之外，寒暄各异。岂可以一定之法，而测非常之变耶？若熟之以资顾问则可，苟奉为治病之法，则执一不通矣。